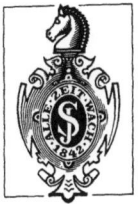

Joachim Schrader

Niere und Blutgerinnung

Blutgerinnungsveränderungen bei akutem
Nierenversagen, chronisch terminaler
Niereninsuffizienz und nach
Nierentransplantationen sowie Auswirkungen
therapeutischer Maßnahmen

Mit 32 Abbildungen

Springer-Verlag Berlin Heidelberg New York
London Paris Tokyo Hong Kong

Priv.-Doz. Dr. Joachim Schrader
Zentrum für Innere Medizin, Universität Göttingen
Robert-Koch-Straße 40, D-3400 Göttingen

Habilitationsschrift zur Erlangung der Venia legendi
am Fachbereich Medizin der Georg-August-Universität zu Göttingen

ISBN-13 : 978-3-540-51502-9 e-ISBN-13 : 978-3-642-74972-8
DOI : 10.1007 / 978-3-642-74972-8

CIP-Titelaufnahme der Deutschen Bibliothek
Schrader, Joachim:
Niere und Blutgerinnung: Blutgerinnungsveränderungen bei akutem Nierenversagen, chronisch terminaler Niereninsuffizienz und nach Nierentransplantationen sowie Auswirkungen therapeutischer Massnahmen/Joachim Schrader. - Berlin; Heidelberg; New York; London; Paris; Tokyo; Hong Kong: Springer, 1989
Zugl.: Göttingen, Univ., Habil.-Schr.

Dieses Werk ist urheberrechtlich geschützt. Die dadurch begründeten Rechte, insbesondere die der Übersetzung, des Nachdrucks, des Vortrags, der Entnahme von Abbildungen und Tabellen, der Funksendung, der Mikroverfilmung oder der Vervielfältigung auf anderen Wegen und der Speicherung in Datenverarbeitungsanlagen, bleiben, auch bei nur auszugsweiser Verwertung, vorbehalten. Eine Vervielfältigung dieses Werkes oder von Teilen dieses Werkes ist auch im Einzelfall nur in den Grenzen der gesetzlichen Bestimmungen des Urheberrechtsgesetzes der Bundesrepublik Deutschland vom 9. September 1965 in der Fassung vom 24. Juni 1985 zulässig. Sie ist grundsätzlich vergütungspflichtig. Zuwiderhandlungen unterliegen den Strafbestimmungen des Urheberrechtsgesetzes.

© Springer-Verlag Berlin Heidelberg 1989

Die Wiedergabe von Gebrauchsnamen, Handelsnamen, Warenbezeichnungen usw. in diesem Werk berechtigt auch ohne besondere Kennzeichnung nicht zu der Annahme, daß solche Namen im Sinne der Warenzeichen- und Markenschutz-Gesetzgebung als frei zu betrachten wären und daher von jedermann benutzt werden dürften.

Produkthaftung: Für Angaben über Dosierungsanweisungen und Applikationsformen kann vom Verlag keine Gewähr übernommen werden. Derartige Angaben müssen vom jeweiligen Anwender im Einzelfall anhand anderer Literaturstellen auf ihre Richtigkeit überprüft werden.

Gesamtherstellung: Appl, Wemding
2119/3140-543210 - Gedruckt auf säurefreiem Papier

Inhaltsverzeichnis

1 Einleitung 1

2 Methodik 8
2.1 Untersuchte Patienten und tierexperimentelle
Untersuchungen 8
2.1.1 Untersuchungen der fibrinolytischen Aktivität
mit Hilfe der Euglobulinlysezeit 8
2.1.2 Patienten mit chronisch terminaler
Niereninsuffizienz 9
2.1.3 Patienten mit akutem Nierenversagen 10
2.1.4 Tierexperimentelle Untersuchungen bei
ischämischem akutem Nierenversagen 11
2.1.5 Patienten nach Nierentransplantationen 12

2.2 Durchgeführte Untersuchungen 15
2.3 Statistik 30

3 Ergebnisse 31
3.1 Fibrinolytische Aktivität im Nierenvenenblut und
nach ergometrischer Belastung 31

3.2 Patienten mit chronisch terminaler
Niereninsuffizienz 33
3.2.1 Einfluß verschiedener Dialyseverfahren 33
3.2.2 Verlaufsbeobachtungen bei Patienten unter
einjähriger Hämodialysebehandlung 41

3.3 Patienten mit akutem Nierenversagen 43
3.4 Tierexperimentelle Nierenischämie bei Ratten . . 46

3.5 Patienten nach Nierentransplantationen 57
3.5.1 Ergebnisse bei Patienten mit und ohne Abstoßungsreaktionen 57
3.5.2 Auswirkungen einer Antithrombin-III-Therapie . 69

4 Diskussion 80

4.1 Fibrinolytische Aktivität im Nierenvenenblut ... 80
4.2 Chronisch terminale Niereninsuffizienz 84
4.3 Akutes Nierenversagen 90
4.4 Akutes experimentelles Nierenversagen 95
4.5 Nierentransplantation 100

5 Zusammenfassung 112

5.1 Untersuchungen der fibrinolytischen Aktivität .. 112
5.2 Patienten mit chronisch terminaler Niereninsuffizienz 112
5.3 Patienten mit akutem Nierenversagen 113
5.4 Tierexperimentelle Untersuchungen bei ischämischem akutem Nierenversagen 114
5.5 Patienten nach Nierentransplantation 115

6 Literatur 117

1 Einleitung

Veränderungen der Blutgerinnung und Fibrinolyse sind bei Patienten mit Nierenerkrankungen seit langem bekannt. 1907 beschrieb Riesman erstmals eine hämorrhagische Diathese bei urämischen Patienten [372]. Diese urämische Blutungsneigung stand in den folgenden Jahrzehnten im Mittelpunkt der Gerinnungsuntersuchungen bei Nierenerkrankungen – zumal Blutungskomplikationen vor der Zeit der effektiven Dialysebehandlung eine der Haupttodesursachen des akuten und chronischen Nierenversagens darstellten [71, 229, 245, 259, 353, 359]. Typische Symptome waren Epistaxis, Purpura, Schleimhautblutungen und Magen-Darm-Blutungen sowie als gefürchtete Komplikation die Einblutung ins Perikard bei urämischer Perikarditis [8, 71, 238, 352]. Bei 30%-40% der terminal niereninsuffizienten Patienten lassen sich nach Lasch klinisch oder autoptisch Blutungen nachweisen [254]. Als Ursache der hämorrhagischen Diathese fand sich eine Thrombozytenfunktionsstörung mit einer verlängerten Blutungszeit und einer herabgesetzten Thrombozytenadhäsion und -aggregation auf verschiedene Stimuli wie ADP, Kollagen, Epinephrin und Thrombin [9, 65, 206, 272, 383]. Häufig kommt es auch zum Auftreten einer Thrombozytopenie, die aber selten so ausgeprägt ist, daß sie die Ursache von Hämorrhagien ist [71, 206, 272]. Die Verlängerung der Blutungszeit korreliert dabei am besten mit dem klinischen Blutungsrisiko [112, 206].

Die Ursache der Thrombozytenfunktionsstörung ist nicht eindeutig geklärt. Diskutiert werden Hemmungen der Thrombozytenfunktion durch kumulierende kleinmolekulare Substanzen, ein gestörter Arachidonsäuremetabolismus der Thrombozyten, eine gesteigerte Prostazyklinbildung der Gefäßwand, erhöhte Parathormonspiegel und eine gestörte Bindung von Thrombozyten an Faktor VIII, Fibrinogen und Gefäße [9, 65, 99, 206, 369]. Nach Lindsay findet sich die Thrombopathie zunehmend ab einem Serumkreatinin von 6 mg% [265].

1966 beschrieben Castaldi et al. [69] erstmals den günstigen Effekt einer Dialysebehandlung auf die urämische Blutungsneigung. In einer weiteren Arbeit berichteten diese Autoren über eine Verkürzung der Blutungszeit bei 11 von 17 dialysierten Patienten [437]. Nach diesen ersten Beobachtungen einer deutlichen Besserung durch eine Dialysebehandlung erwies sich die Dialyse in der Folge als effektivste Therapie dieser hämorrhagischen Diathese [65, 352]. Durch die frühzeitige und ausreichende Dialysebehandlung verlor die urämische Blutungsneigung weitgehend ihre klinische Bedeutung und spielt heute nur noch bei operativen und anderen invasiven Eingriffen eine Rolle. Bei geplanten Eingriffen ist deshalb die Wahl des Zeitpunktes zur Vermeidung von Blutungen wichtig. Der optimale Operationszeitpunkt liegt 12-24 h nach einer Hämodialyse, wenn die Heparinwirkung abgeklungen und der günstige Dialyseeffekt auf die Blutungsneigung noch wirksam ist. Eine zusätzliche effektive Therapie der Thrombozytenfunktionsstörung besteht in der Gabe von Kryopräzipitaten und Vasopressin [65, 202, 285, 477].

Im Vordergrund des Interesses bei Dialysepatienten steht heute die Thrombophilie, das heißt die vermehrte Gerinnungsneigung. Über ein gehäuftes Auftreten von Thrombosen und Lungenembolien bei Nierenerkrankungen berichtete erstmals Addis 1948 bei Patienten mit nephrotischem Syndrom [4], das heute als das Krankheitsbild mit der höchsten Morbiditätsrate an thromboembolischen Komplikationen in der inneren Medizin gilt [268, 394]. Mit verbesserten diagnostischen Verfahren konnte in der Folgezeit bei Patienten mit terminaler Niereninsuffizienz eine plasmatische Hyperkoagulabilität und eine herabgesetzte fibrinolytische Aktivität nachgewiesen werden [17, 27, 108, 251]. Diese Befunde finden ihr klinisches Korrelat in einer erhöhten Inzidenz an vaskulären und thrombotischen Komplikationen bei Dialysepatienten, die bei entsprechender vaskulärer Schädigung durch die bestehende Thrombophilie begünstigt werden [60, 79, 114, 154, 217, 255, 263, 412]. Zusätzlich kann die langjährige Hämodialysebehandlung mit der chronisch intermittierenden Aktivierung der Blutgerinnung während der extrakorporalen Zirkulation die vermehrte Gerinnungsneigung weiter verstärken und zu einer Gefäßschädigung beitragen [416, 460, 492].

Eine ausreichende Antikoagulation ist eine Voraussetzung für die Durchführung einer effektiven Hämodialysebehandlung und kann Thrombosierungen des extrakorporalen Kreislaufs verhindern, wobei aber eine Kontaktaktivierung des Gerinnungs- und Fibrinolysesystems nicht vollständig zu vermeiden ist [119, 139, 143, 166, 284, 290].

Die Anwendung von Heparin als Antikoagulans bedeutete für die Entwicklung der Hämodialysebehandlung einen mitentscheidenden Fortschritt [105]. Bei der ersten publizierten Hämodialysebehandlung benutzte Haas noch Hirudin als Antikoagulans und beobachtete auch die ersten Blutungskomplikationen [145, 146]. Heparin erwies sich während seiner mittlerweile 50jährigen klinischen Anwendung als zuverlässiges Antikoagulans bei der Hämodialyse. Allerdings ist die Heparintherapie nicht ohne Probleme. Die häufigsten unerwünschten Wirkungen sind Thrombosierungen des extrakorporalen Kreislaufs und Blutungskomplikationen. Durch die heute verwendeten Heparindosierungen und die verbesserte Biokompatibilität der Dialysatoren sind Thrombosierungen seltener geworden und finden sich nur noch bei weniger als 2% der Hämodialysen, bedeuten dann aber unnötige Blutverluste, eine verringerte Dialyseeffizienz und einen erhöhten Einstrom von gerinnungsaktiven Substanzen [143, 393]. Durch die verbesserten Dialyseverfahren – insbesondere durch die Entwicklung der kontinuierlichen arteriovenösen Hämofiltration – werden zudem vermehrt multimorbide Patienten mit entsprechendem Blutungsrisiko dialysiert [242]. Blutungskomplikationen – besonders bei Intensivpatienten – sind deshalb unverändert ein Risiko der Heparinbehandlung [280, 322, 441, 442]. Darüber hinaus sind chronische Dialysepatienten die einzige größere Gruppe in der Klinik, die Heparin über Jahre appliziert bekommt. Deshalb können die Wirkungen von Heparin auf Fettstoffwechsel, Knochen- und Immunsystem im Gegensatz zu der zeitlich begrenzten Heparinbehandlung bei der Thromboseprophylaxe und -therapie klinische Bedeutung erlangen [13, 15, 26, 329, 480]. Trotz dieser unerwünschten Wirkungen, die mit Ausnahme von Blutungskomplikationen bei gefährdeten Patienten selten sind, ist Heparin z. Z. das am besten geeignete Antikoagulans bei der Hämodialyse, so daß in den letzten Jahren v. a. Versuche zur Verbesserung von Heparinpräparationen mit Reduzierung der Nebenwirkungen intensiviert wurden [58, 63, 64, 181, 392]. Alternativen zur Antikoagulation mit Heparin bei der Hämodialyse sind vielfach erprobt worden, haben sich aber nicht durchsetzen können [339, 341, 438, 444]. Auch die Applikation von Prostaglandinanalogen hat sich bisher in der Klinik nicht bewährt. Insbesondere hypotensive Nebenwirkungen begrenzen den Einsatz dieser Substanzen, die zudem nicht immer ausreichend antithrombotisch wirksam sind [388, 398, 496].

Gegenüber den Patienten mit chronisch terminaler Niereninsuffizienz kommt es beim akuten Nierenversagen auch zu akut auftretenden Gerinnungsstörungen, die hauptsächlich durch die zum Nierenversagen führenden Grunderkrankungen ausgelöst werden. Klinische Probleme ergeben sich durch Thromboembolien oder Blutungen, die meistens durch eine disseminierte intravasale Gerinnung oder Verbrauchskoagulopathie hervorgerufen werden [163, 253, 287, 414]. Eine manifeste disseminierte intravasale Gerinnung findet sich bei bis zu 30% der Patienten mit akutem Nierenversagen [211, 370]. Blutungen und Thromboembolien treten typischerweise oft parallel auf (thrombohämorrhagisches Syndrom) und verschlechtern die Prognose erheblich [3, 219, 421, 462]. Darüber hinaus können intravasale Gerinnungsvorgänge die Nierenfunktion direkt beeinträchtigen. Vasalli u. McClusky wiesen schon frühzeitig auf die Bedeutung von glomerulären Fibrindepositen hin [464]. Insbesondere bei Nierenrindennekrosen und dem hämolytisch-urämischen Syndrom fanden sich ausgeprägte renale Thrombosierungen, denen eine entscheidende pathogenetische Bedeutung zugerechnet wurde [137, 236, 292]. Eine Reihe von weiteren tierexperimentellen, morphologischen und klinischen Arbeiten konnte zeigen, daß intravasale Gerinnungsvorgänge am Entstehen und Fortschreiten eines akuten Nierenversagens beteiligt sein können [158, 215, 223, 278, 297, 309, 481].

Die besondere Empfindlichkeit der Niere bei disseminierten intravasalen Gerinnungsvorgängen wird durch die frühzeitige Funktionseinschränkung der Niere und durch die Häufigkeit renaler Fibrindeposite im Vergleich zu anderen Organen deutlich [363, 365, 472]. Die hohe fibrinolytische Aktivität der Niere und die renale Bildung des Plasminogenaktivators Urokinase sprechen ebenfalls für die besondere Gefährdung der Niere durch Gerinnungsvorgänge [315].

Die Fibrinolyse ist das entscheidende Abwehrsystem des Organismus gegen Fibrindeposite innerhalb und außerhalb des Gefäßytems. Die fibrinolytische Aktivität der Niere muß deshalb als wichtigster Schutzmechanismus eines durch Gerinnungsvorgänge besonders gefährdeten Organs zur Aufrechterhaltung der Funktion angesehen werden. Möglicherweise ist die gesunde Niere auch an der Regulation der fibrinolytischen Aktivität des Menschen beteiligt, was unter physiologischen Bedingungen wegen des bestehenden Gleichgewichts der Hämostase nicht unmittelbar deutlich wird und erst unter pathologischen Bedingungen zu Tage tritt.

1947 berichteten erstmals McFarlane u. Pilling über die gerinnselauflösende Aktivität des normalen Urins, die später auf die Ausscheidung eines Plasminogenaktivators zurückgeführt werden konnte [279]. Dieser in der Niere gebildete Plasminogenaktivator wurde von Sobel et al. Urokinase genannt [425]. Lange Zeit wurde angenommen, daß die Urokinase ausschließlich tubulär gebildet und ausgeschieden, aber nicht resorbiert wird. Im Plasma konnte Urokinase nicht nachgewiesen werden. Eine Bedeutung der Urokinase für die physiologische Aktivierung der Fibrinolyse des Menschen wurde daher ausgeschlossen [244]. Die Aktivierung der Fibrinolyse ist über 3 prinzipielle Wege möglich [82, 118, 213, 247, 361]:

1) die intrinsische oder humorale Aktivierung, bei der sämtliche Komponenten in inaktiver Form im Plasma vorliegen und durch spezifische Aktivatoren und Inhibitoren kontrolliert werden;
2) eine extrinsische Aktivierung, bei der Plasminogenaktivatoren aus dem Gefäßendothel oder aus dem Gewebe ins Blut durch verschiedene Stimuli freigesetzt werden;
3) eine exogene Aktivierung durch therapeutische Gabe von z. B. Streptokinase und Urokinase.

Die intrinsische Aktivierung der Fibrinolyse erfolgt über einen Faktor-XIIa-abhängigen und einen Faktor-XIIa-unabhängigen Weg. Der Faktor XIIa aktiviert die Fibrinolyse und verbindet darüber hinaus durch seine zentrale Stellung im Kontaktphasensystem das Gerinnungs-, Fibrinolyse-, Kallikrein-Kinin- und Komplementsystem [85, 166, 212, 213, 440]. Möglicherweise ist der Aktivierungsweg über den Faktor XIIa mit seiner Verbindung zu den renalen Enzymsystemen ein entscheidender Grund für die häufigen Gerinnungsveränderungen bei Nierenerkrankungen.

Neben der Faktor-XIIa-abhängigen Aktivierung ist eine Faktor XIIa-unabhängige intrinsische Fibrinolyse-Aktivierung möglich [233]. Erst in den letzten Jahren konnte gezeigt werden, daß die Faktor-XIIa-unabhängige Fibrinolyseaktivierung mit spezifischen Urokinaseantikörpern größtenteils zu inhibieren ist [307, 406, 487]. Aus diesen Ergebnissen wurde – im Gegensatz zu früheren Untersuchungen – auf die Existenz von Urokinase im Plasma geschlossen. Urokinase konnte mittlerweile aus humanem Plasma isoliert werden [102, 234, 497]. Diese „Plasmaurokinase" ist heute als ein entscheidender Aktivator der intrinsischen Faktor-XIIa-unabhängigen Fibrinolyse belegt.

Damit ist die mögliche Bedeutung der Niere für die Fibrinolyse wieder in den Mittelpunkt des Interesses gerückt. Offen ist, ob die Niere physiologisch durch dauernde Bildung und Freisetzung von Plasminogenaktivatoren generell an der fibrinolytischen Aktivität beteiligt ist oder ob eine Freisetzung nur durch bestimmte Stimuli erfolgt. Bei einer Niereninsuffizienz kommt es jedoch zu einer Verminderung der fibrinolytischen Aktivität, und umgekehrt kann eine Blockade der Fibrinolyse ein akutes Nierenversagen hervorrufen [70, 199, 210, 251]. Unklar ist aber weiterhin, ob die reduzierte fibrinolytische Aktivität bei Niereninsuffizienz auf eine ebenfalls insuffiziente Bildung und Freisetzung von Plasminogenaktivatoren zurückzuführen ist [395].

Die Bedeutung der Blutgerinnung und Fibrinolyse für die Nierenfunktion ist insbesondere beim akuten Nierenversagen schwer zu beurteilen, da die Gerinnung systemisch durch die Grunderkrankung und durch

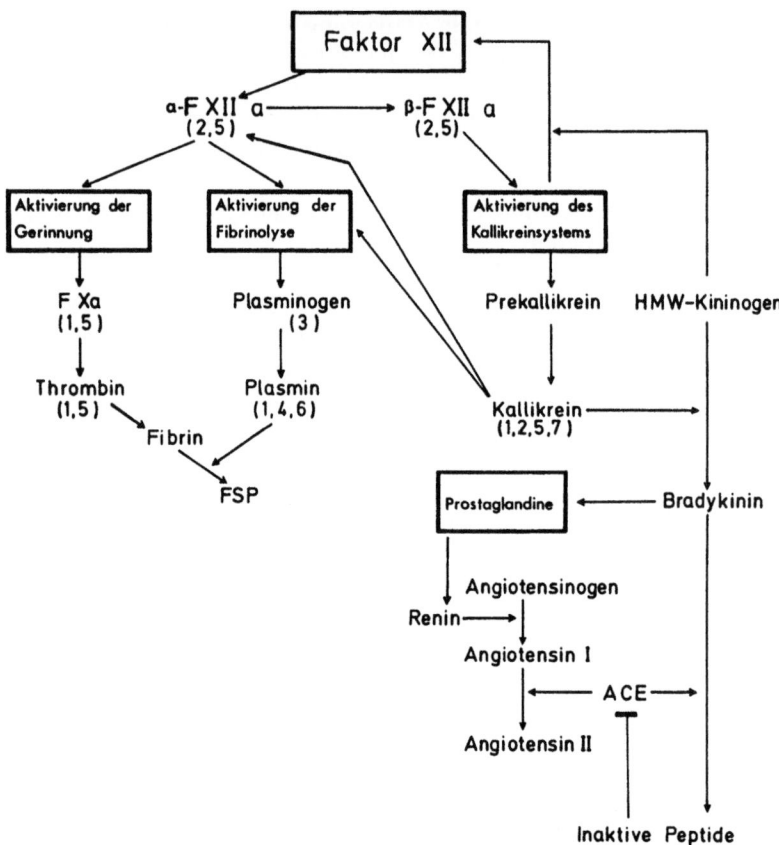

Abb. 1. Schematische Darstellung der Verbindungen des Gerinnungs-, Fibrinolyse- und Kallikreinsystems.
Inhibitoren: *1* α_2-Makroglobulin, *2* C1-Inhibitor, *3* Inhibitor der Plasminogen-Aktivierung, *4* α_2-Antiplasmin, *5* Antithrombin III, *6* α_1-Antitrypsin, *7* Kallikrein-Inhibitor

zusätzliche weitere Organschäden beeinflußt wird. Um lokale Gerinnungs- und Fibrinolysevorgänge zu untersuchen, sind deshalb Patienten mit Nierentransplantationen besonders geeignet. Hier kommt es v. a. im Verlauf von Abstoßungsreaktionen zu einer sekundären Gerinnungsaktivierung, die lokal auf das Nierentransplantat begrenzt ist und nicht durch eine systemische Gerinnungsaktivierung oder andere Organschädigungen beeinflußt wird. Eine intrarenale Gerinnung bei Abstoßungsreaktionen, die insbesondere bei der vaskulären Abstoßung durch Fibrinierungen zu einer Perpetuation der Nierenschädigungen führt und so den

Verlauf mitentscheiden kann, ist durch klinische und experimentelle Arbeiten belegt worden [55, 221, 297, 435]. Bei hyperakuten Abstoßungsreaktionen kann es darüber hinaus zu einer generalisierten disseminierten intravasalen Gerinnung kommen [436]. Der Nachweis einer Gerinnungsaktivierung – insbesondere die Veränderungen von Parametern des Kontaktphasensystems – könnte daher ein frühes Zeichen einer Abstoßungsreaktion sein, da die Aktivierung dieses Systems in der Regel frühzeitig, d. h. vor Eintritt von Organschäden und klinischen Zeichen erfolgen müßte.

Wegen der möglichen pathogenetischen Bedeutung von intrarenalen Gerinnungsvorgängen wurden Antikoagulanzien bei Patienten mit akutem Nierenversagen und besonders beim hämolytisch-urämischen Syndrom empfohlen. Die bisherigen Ergebnisse sind allerdings widersprüchlich [94, 137, 211, 230, 453, 474]. Die Beurteilung einer derartigen Therapie in bezug auf die Nierenfunktion ist wegen der systemischen Gerinnungsveränderungen und der Begleiterkrankungen problematisch. Außerdem ist der frühzeitige Beginn einer Therapie mit Antikoagulanzien nicht immer möglich, so daß Fibrindeposite bei Therapiebeginn bereits vorhanden sind. Eine Heparintherapie, wie sie häufig empfohlen wird, ist wegen eines oft bestehenden Antithrombin-III-Mangels nicht immer wirksam [389]. Genaue Gerinnungsanalysen, die eine Wirksamkeit der Therapie belegen, erfolgten bisher nur selten.

In der vorliegenden Arbeit soll deshalb zunächst über die Ergebnisse von Untersuchungen der fibrinolytischen Aktivität bei Patienten mit normaler Nierenfunktion sowie bei Patienten mit akutem und chronischem Nierenversagen berichtet werden. Anschließend erfolgten ausführliche Untersuchungen von Parametern des Gerinnungs- und Fibrinolysesystems bei akutem Nierenversagen und chronisch terminaler Niereninsuffizienz, wobei zusätzlich die Auswirkungen verschiedener Dialyseverfahren und einer langfristigen Hämodialysebehandlung erfaßt werden sollten. Schwerpunkt der Arbeit sind Untersuchungen bei experimenteller Nierenschädigung sowie im Verlauf von Nierentransplantationen. Die bei ischämischer Nierenschädigung der Ratte auftretenden Gerinnungsveränderungen sollten erfaßt und die Auswirkungen einer gezielten Therapie mit Inhibitoren in bezug auf die Nierenfunktion und auf die Blutgerinnung sowie die Fibrinolyse untersucht werden.

Ziel der Untersuchungen nach Nierentransplantationen war die Erfassung von Art und Ausmaß der Gerinnungsveränderungen bei unkompliziertem Verlauf und bei Abstoßungsreaktionen, um in einer weiteren Studie eine Therapie mit Gerinnungsinhibitoren gemäß den tierexperimentellen gewonnenen Erkenntnissen zu erproben.

2 Methodik

2.1 Untersuchte Patienten und tierexperimentelle Untersuchungen

2.1.1 Untersuchungen der fibrinolytischen Aktivität mit Hilfe der Euglobulinlysezeit

10% Natriumcitratblut wurde aus beiden Nierenvenen, aus einer peripheren Vene und bei nicht niereninsuffizienten Patienten auch aus der A. femoralis entnommen. Bei 50 Patienten, die aus verschiedenen Indikationen über die A. femoralis angiographiert wurden, bestand eine normale Nierenfunktion (Serumkreatinin < 1,2 mg%), eine Nierenerkrankung war nicht bekannt. 34 dieser 50 Patienten wiesen eine essentielle Hypertonie auf, bei 10 Patienten fand sich eine Nierenarterienstenose, und 6 Patienten hatten eine koronare Herzerkrankung ohne Hypertonie. Diesen 50 Patienten wurde eine Gruppe von 10 Patienten mit dialysepflichtiger Niereninsuffizienz gegenübergestellt. 8 Patienten hatten eine chronisch terminale Niereninsuffizienz, 2 Patienten ein akutes Nierenversagen, 4 Patienten waren männlich, 6 Patienten weiblich. Das mittlere Alter betrug 49,1 ± 8,6 Jahre. Als Grunderkrankungen der Patienten mit chronischer Niereninsuffizienz fanden sich chronische Glomerulonephritis (n = 4), Zystennieren (1), chronische Pyelonephritis (1), Nephrosklerose (1), M. Fabry (1). Das akute Nierenversagen war bei jeweils einem Patienten im Rahmen einer Sepsis bzw. als myoglobinurisches Nierenversagen aufgetreten.

Die Bestimmung der Euglobulinlysezeit im peripher venösen Blut erfolgte darüber hinaus bei 35 gesunden Normalpersonen im Alter von 18–37 Jahren und bei 20 Patienten mit chronisch terminaler Niereninsuffizienz im Alter von 50,7 ± 11,8 Jahren vor und direkt nach einer fahrradergometrischen Belastung, die bis zum Erreichen von 80%–90% der maximalen Herzfrequenz durchgeführt wurde. Die Grunderkrankungen der 20 Patienten mit chronisch terminaler Niereninsuffizienz waren: Chronische Glomerulonephritis (n = 6), chronische Pyelonephritis (5),

Analgetikanephropathie (3), Nephrosklerose (3), Zystennieren (2), diabetische Nephropathie (1). 8 Patienten waren männlich, 12 weiblich. Weiterhin wurde die Euglobulinlysezeit bei 10 Patienten mit akutem Nierenversagen im peripher-venösen Blut bestimmt. Dem akuten Nierenversagen lag bei 3 Patienten eine Sepsis zugrunde, bei 4 Patienten war es postoperativ, bei einem Patienten im Rahmen einer dekompensierten Herzinsuffizienz und bei 2 Patienten arzneimittelbedingt zum Auftreten eines akuten Nierenversagens gekommen. Sämtliche Blutentnahmen und ergometrische Belastungen erfolgten morgens zwischen 8.00 und 9.00 Uhr, um die Versuchsbedingungen konstant zu halten.

2.1.2 Patienten mit chronisch terminaler Niereninsuffizienz

Blutgerinnungsuntersuchungen erfolgten bei insgesamt 62 Patienten mit chronisch terminaler Niereninsuffizienz, als deren Grunderkrankungen chronische Glomerulonephritis (n = 17), chronische Pyelonephritis (n = 15), diabetische Nephropathie (n = 14), Analgetikanephropathie (n = 9), Zystennieren (n = 4), Nephrosklerose (n = 3) festgestellt wurden. 18 Patienten wurden mit der Hämodialyse (HD), 15 Patienten mit der Hämofiltration (HF), 17 Patienten mit der intermittierenden Peritonealdialyse (IPD) und 12 Patienten mit der kontinuierlichen-ambulanten Peritonealdialyse (CAPD) behandelt. Blutentnahmen erfolgten bei den Patienten unter HD, HF und IPD vor Beginn der Dialysebehandlung, bei den CAPD-Patienten vor dem morgendlichen Beutelwechsel gegen 7.00 Uhr. Alter, Geschlecht und laborchemische Daten sind in Tabelle 1 dargestellt.

Das jüngste Kollektiv bildeten die CAPD-Patienten, das älteste die Patienten unter IPD. HD- und HF-Patienten unterschieden sich im mittleren Alter nicht voneinander. In jeder Gruppe hatten ca. ⅓ der Patienten eine Hypertonie. Die Thrombozytenanzahl lag in der CAPD-Gruppe deutlich höher als in den anderen 3 Gruppen. Keiner der untersuchten Patienten erhielt zum Zeitpunkt der Untersuchung Antikoagulanzien oder Thrombozytenaggregationshemmer. Die erhobenen Ergebnisse dieser Patienten wurden einem Normalpersonenkollektiv von 30 gesunden Probanden gegenübergestellt.

35 Patienten mit chronisch terminaler Niereninsuffizienz, die neu ins Hämodialyseprogramm aufgenommen wurden und in den vergangenen 3 Monaten kein Heparin und keine anderen Antikoagulantien erhalten hatten, wurden 12 Monate in 3monatigen Abständen untersucht. 2 Patienten verstarben nach 4 bzw. 8 Monaten (Myokardinfarkt bzw. Urämie

Tabelle 1. Untersuchte Patienten mit chronisch terminaler Niereninsuffizienz unter 4 Dialyseverfahren (*HD* Hämodialyse, *HF* Hämofiltration, *IPD* intermittierende Peritonealdialyse, *CAPD* kontinuierliche ambulante Peritonealdialyse)

		HD (n=18)	HF (n=15)	CAPD (n=12)	IPD (n=17)
Alter	Jahre	52±10	54±12	41±12	61±11
Geschlecht		7♀,11♂	8♀,7♂	5♀,7♂	9♀,8♂
Blutdruck	mmHG	140/80±30/15	130/80±20/10	140/90±30/20	130/90±25/15
Hb	g/100 ml	8,7±1,6	8,6±1,1	10,2±2,7	8,3±1,8
Hkt	g/100 ml	26,1±4,8	25,2±2,8	31,7±8,7	25,9±5,8
Leukozyten	1/mm^3	8600±2700	8800±4300	7500±1100	7100±2700
Thrombozyten	×1000/mm^3	236±54	213±97	375±112	248±82
Eiweiß	g/100 ml	6,4±0,4	6,7±0,7	6,7±0,7	6,4±1,0
Cholesterin	mg/100 ml	212±46	210±50	250±57	234±70
Triglyceride	mg/100 ml	248±88	234±92	280±106	266±103
GOT	mU/ml	9,2±4,1	10,5±5,3	9,6±5,4	7,2±2,6
GPT	mU/ml	9,7±5,4	13,4±4,8	11,6±5,2	9,0±4,3
Kreatinin	mg/100 ml	12,4±2,4	12,1±2,0	13,1±2,8	10,4±3,8

nach Dialyseverweigerung), 1 Patient wechselte nach 5 Monaten das Dialysezentrum. Das mittlere Alter betrug 51,6±17,9 Jahre. 19 Patienten waren männlich, 16 weiblich. 29 Patienten wurden hämodialysiert, 6 hämofiltriert. 9 Patienten hatten eine chronische Glomerulonephritis, 8 eine diabetische Nephropathie, 6 eine chronische Pyelonephritis, 5 eine Analgetikanephropathie, 3 Zystennieren, 3 eine Nephrosklerose und 1 Patient eine Amyloidose. Die Blutentnahmen erfolgten jeweils vor Beginn der Hämodialyse bzw. Hämofiltration. Keiner der untersuchten Patienten erhielt außer der Heparinbehandlung während der Dialyse eine Therapie mit Antikoagulanzien oder Thrombozytenaggregationshemmern.

2.1.3 Patienten mit akutem Nierenversagen

28 Patienten mit akutem oligoanurischen Nierenversagen wurden in den ersten 72 h nach Beginn der Oligoanurie untersucht. Alter, Geschlecht und die wahrscheinliche Ursache des akuten Nierenversagens sind in der Tabelle 2 dargestellt.

Die Blutentnahmen erfolgten bei allen Patienten morgens von 7.00-9.00 Uhr aus einer peripheren Vene. Alle Patienten wurden mit der kontinuierlichen arteriovenösen Hämofiltration behandelt und erhielten eine Heparininfusion von durchschnittlich 10 IE/kg KG/h in den arteriellen Teil des extrakorporalen Systems vor den Hämofilter infundiert.

Tabelle 2. Patienten mit akutem Nierenversagen

Patienten	Geschlecht	Alter	Diagnose
1.	♂	79	hämorrhagischer Schock
2.	♀	56	Sepsis
3.	♀	38	Polytrauma
4.	♀	62	dekompensierte Herzinsuffizienz
5.	♂	47	postoperativ
6.	♂	53	hämorrhagischer Schock
7.	♀	59	postoperativ
8.	♂	28	Polytrauma
9.	♀	67	Sepsis
10.	♀	35	Intoxikation (Barbiturate)
11.	♂	63	Sepsis
12.	♂	72	dekompensierte Herzinsuffizienz
13.	♀	34	Polytrauma
14.	♂	66	hämorrhagischer Schock
15.	♂	57	Sepsis
16.	♂	65	dekompensierte Herzinsuffizienz
17.	♀	76	postoperativ
18.	♀	79	Sepsis
19.	♂	48	Polytrauma
20.	♀	32	Polytrauma
21.	♂	71	kardiogener Schock
22.	♂	41	Intoxikation (Barbiturate)
23.	♀	64	dekompensierte Herzinsuffizienz
24.	♀	59	postoperativ
25.	♀	62	kardiogener Schock
26.	♂	69	Sepsis
27.	♀	58	Anaphylaxie
28.	♀	72	hämorrhagischer Schock

Die erhobenen Befunde dieser Patienten wurden wie unter 2.1.2 einer Gruppe von 30 nach klinischen und laborchemischen Daten gesunden Probanden im Alter von 24–52 Jahren gegenübergestellt.

2.1.4 Tierexperimentelle Untersuchungen bei ischämischem akutem Nierenversagen

Bei weiblichen Wistar-Ratten wurde durch eine 60minütige bilaterale Klammerung der Nierenarterien ein akutes Nierenversagen ausgelöst. Das Alter der Versuchstiere betrug 3–5 Monate, das Gewicht lag zwischen 220 g und 240 g. Die Operation wurde in Nembutalnarkose (50 mg/kg KG intraperitoneal) durchgeführt und erfolgte über einen lateralen Abdominalschnitt. Nach Darstellung der Nierenarterien beidseits wurden die freipräparierten Nierenarterien mit Metallarterienklammern abgeklemmt, 60 min später wieder entfernt. Es erfolgte ein schichtweiser Wundverschluß. Blutentnahmen (1 ml 10% Natriumcitratblut) wurden 2 Tage präoperativ, vor Öffnen der Arterienklammern, 20 min nach deren Öffnen, sowie 24, 36, 48, 72 und 168 h nach Wiedereröffnen der Klammerung durchgeführt. Die Blutentnahmen vor und 20 min nach Öffnen der Klammern erfolgten aus der freipräparierten V. femoralis, die übrigen Blutentnahmen aus der Schwanzarterie nach Kappen der Schwanzspitze und anschließender Hitzekoagulation in Äthernarkose. Insgesamt wurden die Ergebnisse von 89 operierten Ratten ausgewertet. 22 Ratten erhielten jeweils 12 E Antithrombin III intravenös, 15 Ratten C 1-Inhibitor 12 E intravenös, 15 Ratten Plasminogen 12 E intravenös und 15 Ratten Heparin 5 E intravenös bzw. zusätzlich 50 E subkutan 2 und 24 h nach Öffnen der Klammern. 22 Ratten dienten als Kontrollgruppe (0,25 ml 0,9%ige NaCl-Lösung intravenös). Die Applikation der untersuchten Substanzen erfolgte in die freipräparierte V. femoralis vor Anlegen der Nierenarterienklammern. Die applizierten Substanzen waren in 0,25 ml 0,9% NaCl gelöst.

2.1.5 Patienten nach Nierentransplantationen

Insgesamt wurden 112 Patienten, bei denen zwischen November 1983 und März 1987 eine Nierentransplantation durchgeführt wurde, untersucht. Die Blutentnahmen erfolgten jeweils prä- und postoperativ sowie täglich morgens in den ersten 4 postoperativen Wochen. Alle Patienten erhielten eine immunsuppressive Therapie mit Cyclosporin A und Corticoiden. Bei 37 Patienten wurde vor und zusätzlich nach der ersten Cyclosporin-A-Gabe Blut entnommen. Die Auswertung aller Patienten erfolgte in 2 unterschiedlichen Studien.

27 Patienten mit Abstoßungsreaktionen wurden 34 Patienten ohne Hinweise auf eine Abstoßung gegenübergestellt. Für die klinische Diagnose einer Abstoßung mußten mindestens 3 der folgenden Kriterien erfüllt sein: Anstieg des Serumkreatinins, Abfall der Urinausscheidung, Fieber, Hypertonie, Schmerzhaftigkeit der transplantierten Niere, Veränderungen im Perfusionsszintigramm bei einem niedrigen oder normalen Cyclosporin-A-Spiegel. Bei 22 Patienten konnte die Abstoßung histologisch gesichert werden. 8 dieser Patienten wiesen histologisch Zeichen einer vaskulären Abstoßung auf, bei den übrigen Patienten wurde eine interstitielle Abstoßung diagnostiziert. Als Grunderkrankungen konnten in der

Gruppe der 34 Patienten ohne Abstoßung ermittelt werden: chronische Glomerulonephritis (n = 16), chronische Pyelonephritis (n = 5), Zystennieren (n = 4), diabetische Nephropathie (n = 3), Analgetikanephropathie (n = 2), Nephrosklerose (n = 2), Lupus erythematodes (n = 1), unbekannt (n = 1). Das Alter lag zwischen 19 und 65 Jahren im Mittel bei 45,7 ± 11,8 Jahren. 20 Patienten waren männlich, 14 Patienten weiblich.

Den 27 Patienten mit Abstoßungen lagen folgende Erkrankungen zugrunde: Chronische Glomerulonephritis (n = 14), chronische Pyelonephritis (n = 3), diabetische Nephropathie (n = 3), Nephrosklerose (n = 2), Analgetikanephropathie (n = 1), Goodpasture-Syndrom (n = 1), Lupus erythematodes (n = 1), unbekannt (n = 1). Das Alter betrug 19-62 Jahre, im Mittel 38,0 ± 11,2, davon 12 männliche und 15 weibliche Patienten.

In der Gruppe der Patienten ohne Abstoßung betrug die kalte Ischämiezeit 24,0 ± 5,6 h, die warme Ischämiezeit 30,8 ± 7,6 min, die mittlere Anzahl der „mismatches" 1,8 ± 0,9; in der Gruppe der Patienten mit Abstoßung dauerte die kalte Ischämiezeit 21,9 ± 5,4 h, die warme Ischämiezeit 27,0 ± 5,6 min, die mittlere Anzahl der „mismatches" lag bei 1,9 ± 0,8.

Mittelwerte der Daten in beiden Gruppen wurden präoperativ, direkt postoperativ, sowie 1 und 2 Tage postoperativ gebildet. In der Gruppe mit Abstoßungsreaktionen erfolgte die Auswertung der Daten nach der klinischen Diagnose der Abstoßung. Dabei wurden die Mittelwerte der letzten 3 Tage vor der Abstoßung, des Tages der klinischen Diagnose der Abstoßung und die Tage 1, 2, 3 und 7 nach der Diagnosestellung mit den Werten des 2. postoperativen Tages verglichen. Die klinische Diagnose einer Abstoßung wurde im Mittel am 15. postoperativen Tag gestellt, der dem 15. postoperativen Tag der Patientengruppe ohne Abstoßung als Vergleichstag diente. Entsprechend wurden ausgehend von diesem Tag die Werte 3 Tage zuvor sowie 1, 2, 3 und 7 Tage danach ausgewertet und mit dem 2. postoperativen Tag bzw. mit dem entsprechenden Wert der Patientengruppe mit einer Abstoßungsreaktion verglichen.

Die Untersuchung der Wirksamkeit einer Antithrombin-III-Therapie erfolgte in einer 2. Untersuchung bei 51 weiteren Patienten mit Nierentransplantation. Dabei wurde bei 14 Patienten das Gefäßsystem der Transplantatniere vor der Implantation mit 2000 E Antithrombin III gespült, bei 15 Patienten zusätzlich zu dieser Antithrombin-III-Spülung eine intravenöse Therapie mit 1000 E Antithrombin III/d bis zum Einsetzen der Urinausscheidung von über 500 ml durchgeführt. Die Mindestdauer der Antithrombin-III-Gabe betrug auch bei Patienten mit Pri-

14 Methodik

Tabelle 3. Patienten nach der Nierentransplantation in der Kontrollgruppe, in der Gruppe mit Antithrombin-III-Spülung sowie mit Antithrombin-III-Spülung und Therapie

	Kontrolle	Antithrombin-III-Spülung	Antithrombin-III-Spülung und i. v.-Therapie
n	22	14	15
Alter	43,3 ± 12,4	45,4 ± 11,3	46,0 ± 12,2
Geschlecht ♂	18	5	8
♀	4	9	7
Kalte Inkubationszeit (h)	23,2 ± 5,1	26,5 ± 4,3	22,1 ± 9,4
Warme Inkubationszeit (min)	30,7 ± 8,5	29,4 ± 7,4	26,4 ± 6,1
Mismatches (n)	1,86 ± 0,9	1,93 ± 1,0	1,93 ± 1,1
Chronische Glomerulonephritis	8	4	8
Chronische Pyelonephritis	3	4	2
Nephrosklerose	4	1	1
Diabetische Nephropathie	2	–	1
Analgetikanephropathie	1	1	1
Zystennieren	–	2	–
Diagnose unbekannt	4	2	2

märausscheidung 3 Tage, die Höchstdauer 28 Tage, auch wenn bis dahin keine ausreichende Urinausscheidung erreicht worden war. 22 Patienten dienten als Kontrollgruppe. Die mittlere Dauer der Antithrombin-III-Gabe betrug 10,3 ± 8,1 Tage.

In Tabelle 3 sind Alter, Grunderkrankung, Geschlecht, Ischämiezeiten und „mismatches" in den 3 Gruppen dargestellt. Signifikante Unterschiede in diesen Daten ergaben sich nicht. Die erhobenen Parameter wurden zu folgenden Zeitpunkten ausgewertet: Präoperativ, postoperativ am 1., 2., 5., 7., 12., 15., 18., 21. und 28. postoperativen Tag. Weiterhin wurde die Anzahl der Hämofiltrationen nach der Nierentransplantation, die Anzahl der Abstoßungen und die Anzahl der Tage mit einer Urinausscheidung unter 500 ml registriert, um den Einfluß dieser Therapie auf die Oligoanuriedauer bzw. auf die Zahl der notwendigen Hämofiltrationen sowie auf die Abstoßungshäufigkeit zu erfassen.

2.2 Durchgeführte Untersuchungen

Partielle Thromboplastinzeit [21, 24]

Citratplasma wird durch Zugabe von partiellen Thromboplastinen (Phospholipiden aus Thrombozyten) und des Oberflächenaktivators Kaolin aktiviert. Nach einer Inkubationszeit erfolgt die Gerinnungsauslösung durch Rekalzifizierung. Die Gerinnungszeit hängt damit von der Funktionstüchtigkeit der Faktoren des endogenen Gerinnungsweges ab. Besonders empfindlich reagiert die PTT auf die Anwesenheit von unfraktioniertem Heparin, von Fibrinspaltprodukten und Hemmkörpern des Gerinnungssystems.

Reagenzien:
1) 10%iges Na-Citratplasma,
2) PTT-Reagenz (Pathromtin; Fa. Behring, Marburg),
3) $CaCl_2$-Lösung (0,025 mol/l),
4) Koagulometer KC 10 (Fa. Amelung, Lemgo).

0,1 ml Plasma wird mit 0,1 ml gebrauchsfertigem PTT-Reagenz (Pathromtin und Kaolin) 120 s bei 37 °C inkubiert. Durch Zugabe von 0,1 ml $CaCl_2$ (37 °C) wird die Reaktion gestartet und bei Fibrinbildung gestoppt (Normalbereich: 35–45 s).

Thrombinzeit [21, 24]

Mit diesem Test werden vorhandene Thrombininhibitoren wie Heparin, Fibrinspaltprodukte, Antithrombin III sowie ein Fibrinogenmangel ($<$ 50 mg/dl) erfaßt. Die Bestimmung erfolgt durch Hinzufügen einer Thrombinlösung bekannter Aktivität zu Citratplasma.

Reagenzien:
1) 10%iges Na-Citratplasma,
2) Thrombinreagenz (3 NIH-U/ml), (Fa. Hoffmann La Roche, Grenzach),
3) Aqua bidestillata,
4) Koagulometer KC 10 (Fa. Amelung, Lemgo).

0,2 ml Plasma werden 1 min bei 37 °C vorgewärmt. Durch Zugabe von 0,2 ml Thrombinlösung (37 °C) in einer Verdünnung von 1:20 mit Aqua destillata wird der Gerinnungsvorgang ausgelöst, die Zeit zum Gerinnungseintritt gemessen (Normalbereich: 15–20 s).

Thromboplastinzeit nach Quick [21, 24]

Dieser Test ist vom Gehalt der Gerinnungsfaktoren II, V, VII und X sowie des Fibrinogens abhängig und ist damit zur Auffindung von Störungen in diesem Bereich wie auch zur Überwachung einer oralen Antikoagulanzientherapie geeignet. Störungen können angeboren oder erworben (Vitamin-K-Mangel, Verbrauchskoagulopathie, Leberschäden) sein. Durch Zugabe von Gewebsthromboplastin und Kalziumionen im Überschuß zu Citratplasma wird die exogene Gerinnungskaskade in Gang gesetzt.

Reagenzien:
1) 10%iges Na-Citratplasma,
2) Aqua bidestillata,
3) Ca-Thromboplastinlösung (Fa. Behring, Marburg),
4) Koagulometer KC 10 (Fa. Amelung, Lemgo).

100 µl Plasma werden 60 s bei 37 °C inkubiert, die Reaktion durch Zugabe von 0,2 ml vorgewärmtem Thromboplastin (37 °C) gestartet. Bei Gerinnungseintritt wird das Zählwerk gestoppt. Der gemessene Sekundenwert wird anhand der Bezugskurve aus Verdünnungen eines Normalplasmapools in Prozent der Normalaktivität umgerechnet (Normalbereich: 70%-100%).

Fibrinogen nach Clauss [21, 76]

Mit diesem Test wird das gerinnbare Fibrinogen erfaßt. Um die Aktivität der Antithrombine weitgehend zu neutralisieren, wird verdünntes Citratplasma mit einer hohen Thrombinkonzentration (ca. 80 IE/ml) versetzt. Die gemessene Gerinnungszeit ist dem biologisch aktivierbaren Fibrinogen proportional.

Ein Fibrinogenmangel kann erblich bedingt sowie durch Synthesestörungen in der Leber, Thrombolyse oder im Rahmen einer Verbrauchskoagulopathie erworben sein. Erhöhte Werte finden sich bei akut entzündlichen Erkrankungen oder in der Schwangerschaft.

Reagenzien:
1) 10%iges Na-Citratplasma,
2) Veronalpuffer pH 7,35 (Fa. Immuno Diagnostica GmbH, Wien),
3) Aqua bidestillata,
4) Fibrinogenreagenz (80 IE Thrombin/ml; Fa. Immuno, Wien),
5) Koagulometer KC 10 (Fa. Amelung, Lemgo).

Citratplasma wird mit Veronalpuffer 1:10 verdünnt, wovon 0,2 ml 1 min bei 37 °C inkubiert werden. Die Gerinnungszeit wird nach Zugabe von 0,2 ml Fibrinogenreagenz gemessen. Es besteht eine lineare Beziehung zwischen dem Logarithmus der Gerinnungszeit und dem Logarithmus der Fibrinogenkonzentration, welche anhand einer Eichkurve in mg/dl ermittelt wird (Normalbereich: 150-350 mg/dl).

Lösliche Fibrinmonomerkomplexe [267, 486]

Bei der hydrolytischen Spaltung von Fibrinogen durch Thrombin entstehen höhermolekulare Zwischenstufen, die Fibrinmonomere. Sie treten bei gesteigerter Thrombinaktivität auf, wie sie z. B. bei einer Hyperkoagulabilität vorliegen. Das Auftreten löslicher Fibrinmonomerkomplexe ist damit ein entscheidender Hinweis auf eine Umsatzsteigerung der Blutgerinnung. Nach Zugabe von Protaminsulfat fallen die Fibrinmonomerkomplexe als weißer Niederschlag aus. Extrem hohe Fibrinogenwerte können den Test verfälschen. Im Normalfall können Fibrinmonomere nicht oder nur in Spuren nachgewiesen werden. Werte darüber gelten als pathologisch.

Reagenzien:
1) 10%iges Na-Citratplasma,
2) Protaminsulfat 1% (Novo Industrie GmbH, Pharmaceutika Mainz),
3) Hämatokritröhrchen,
4) Hämatokritzentrifuge (Fa. Hawksly, London),
5) Einmalplastikröhrchen,
6) Hämatokritskala.

0,1 ml Plasma werden mit 0,01 ml Protaminsulfat gut gemischt und 10 min bei Zimmertemperatur inkubiert. Nach kurzem Aufschütteln wird das Gemisch in ein nicht heparinisiertes Hämatokritröhrchen aufgezogen, an einer Seite verschweißt und 5 min bei 2000 U/min zentrifugiert. Der Niederschlag wird mittels einer Hämatokritskala in Vol% abgelesen. Ein geringer Niederschlag wird als Spur bezeichnet und geht mit 0,1 Vol% in die Auswertung ein (Normalbereich: 0-0,1 Vol%).

Faktor VII [21, 24]

Dieser Test basiert auf der Fähigkeit von Patientenplasma, die Thromboplastinzeit des Faktor-VII-Mangelplasmas zu verkürzen. Vorverdünntes Citratplasma wird mit Faktor-VII-Mangelplasma gemischt, kurz inkubiert und mit einer Lösung von Gewebsthromboplastinen versetzt. Die

Reaktionszeit bis zum Gerinnungseintritt hängt damit vom Faktor-VII-Gehalt der zu untersuchenden Plasmaprobe ab.

Reagenzien:
1) 10%iges Na-Citratplasma,
2) Faktor-VII-Mangelplasma (Fa. Behring, Marburg),
3) Diäthylbarbiturat-Acetat-Puffer (DBA), pH 7,6 (Fa. Behring),
4) Thromborel S (Fa. Behring),
5) Koagulometer KC 10 mit (Fa. Amelung, Lemgo).

0,1 ml des mit DBA-Puffer im Verhältnis 1:20 vorverdünntes Plasmas werden mit 0,1 ml Faktor-VII-Mangelplasma gemischt. Nach einer Inkubation von 60 s bei 37 °C wird die Reaktion durch Zugabe von 0,2 ml Thromborel S (37 °C) gestartet. Der bis zum Gerinnungseintritt gemessene Sekundenwert wird anhand einer Eichkurve ausgewertet (Normalbereich: 50%–180%).

Faktor VIII [21, 24]

Mit diesem Test soll die Fähigkeit des Patientenplasmas getestet werden, die PTT eines Faktor-VIII-Mangelplasmas zu verkürzen. Es wird hiermit die Faktor-VIII c-, d. h. die Faktor-VIII-Aktivität erfaßt. Dem Natriumcitratplasma wird zur Bestimmung des Faktors VIII aktivierte Kaolinphospholipidlösung und Faktor-VIII-Mangelplasma zugesetzt. Durch Inkubation wird zunächst die Vorphase aktiviert, durch Zugabe von $CaCl_2$ die Gerinnungszeit in Abhängigkeit des Faktor-VIII-Gehaltes der Probe bestimmt.

Reagenzien:
1) 10%iges Na-Citratplasma,
2) Faktor-VIII-Mangelplasma (Fa. Behring, Marburg),
3) Diäthylbarbiturat-Acetat-Puffer (DBA), pH 7,6 (Fa. Behring),
4) PTT-Reagenz (Fa. Behring),
5) $CaCl_2$-Lösung (0,025 mol/l) (Fa. Behring),
6) Koagulometer KC 10 mit (Fa. Amelung, Lemgo).

Citratplasma wird mit DBA-Puffer 1:10 verdünnt. 0,1 ml der Verdünnung werden mit je 0,1 ml des Faktor-VIII-Mangelplasmas und PTT-Reagenzes gemischt. Während der 6minütigen Inkubationszeit wird die Probe mehrmals aufgeschüttelt und die Gerinnung durch Zugabe von 0,1 ml $CaCl_2$ (37 °C) gestartet. Der gemessene Sekundenwert wird anhand einer Eichkurve in Prozent der Normalaktivität angegeben (Normalbereich: 70%-200%).

Faktor XII [21, 24, 127]

Blutgerinnungs-, Fibrinolyse-, Plasmakallikrein- und Komplementsystem sind durch den Faktor XII (Hagemann-Faktor) miteinander verbunden, der als zentrales Plasmaprotein die sog. „plasma defense"-Systeme aktivieren kann. Der Faktor XII ist ein oberflächensensitives Protein, das von negativ geladenen Oberflächen aktiviert wird, z. B. von Kollagen und Phospholipiden. Durch Spaltung können 2 aktive Fragmente entstehen: α-Faktor XII a, der an die aktivierende Oberfläche gebunden bleibt, sowie β-Faktor XII a, der in die Zirkulation freigesetzt wird. Beide sind Prekallikreinaktivatoren, während α-Faktor XII a zusätzlich das Gerinnungssystem aktiviert.

Reagenzien:
1) 10%iges Na-Citratplasma,
2) Faktor-XII-Mangelplasma (Fa. Behring, Marburg),
3) Diäthylbarbiturat-Acetat-Puffer (DBA), pH 7,6 (Fa. Behring),
4) PTT-Reagenz (Fa. Behring),
5) $CaCl_2$-Lösung (0,025 mol/l) (Fa. Behring),
6) Koagulometer KC 10 (Fa. Amelung, Lemgo).

Die Bestimmung des Faktors XII wird in einem Gerinnungstest mit Faktor-XII-Mangelplasma nach dem gleichen Prinzip wie die des Faktors VIII durchgeführt (Normalbereich: 80%-120%).

Faktor XIII

Der fibrinstabilisierende Faktor XIII ist für die Wundheilung wesentlich. Verminderte Konzentrationen finden sich angeboren bei schweren Leberparenchymschäden, akuten Leukosen sowie postoperativ. Mit Hilfe dieser Methode kann die Aktivität des fibrinstabilisierenden Faktors XIII sowohl als Screeningtest als auch quantitativ bestimmt werden. Dazu wird aus Citratplasma mit Faktor-XIII-Reagenz eine Verdünnungsreihe hergestellt. Eine kalziumhaltige Thrombin-Kaolin-Mischung aktiviert bei 37 °C den Gerinnungsvorgang, der nach einer definierten Zeit mittels 5%iger Monochloressigsäure gestoppt wird. Stabilisierte Gerinnsel bleiben fest, nicht stabilisierte lösen sich auf.

Reagenzien:
1) 10%iges Na-Citratplasma,
2) Faktor-XIII-Schnellreagenz Combipack (Fa. Behring, Marburg),
3) 5%ige Monochloressigsäure.

10%iges Na-Citratplasma wird mit Faktor-XIII-Reagenz 1:5, 1:10, 1:20 und 1:40 verdünnt. Jeweils 50 µl dieser Plasmaverdünnungen werden mit 100 µl der Ca-Thrombin-Kaolin-Lösung bei 37 °C inkubiert. Zugabe von 1 ml 5%iger Monochloressigsäure unterbricht nach genau 10 min den Gerinnungsvorgang. Die höchste Plasmaverdünnung mit einem klar erkennbaren stabilen Gerinnsel ist ein Maß für den Faktor-XIII-Gehalt der Probe (Normalbereich: 70%-120%).

Bestimmungen mit chromogenen Substraten [121, 262, 402]

Das Prinzip der Bestimmung von Gerinnungs- bzw. Fibrinolyseparametern mit Hilfe der chromogenen Substrate beruht auf der Imitation der natürlichen durch künstliche Substrate. Die einzelnen Substrate unterscheiden sich dabei in ihren Aminosäuresequenzen. Die chromogene Gruppe, eine Peptidgruppe, ist über eine Amidbindung mit Paranitroanilin (pNa) verbunden, das eine starke Lichtabsorption im Wellenlängenbereich 405 nm besitzt. Die zu bestimmenden Substanzen spalten aufgrund ihrer proteolytischen Aktivität aus den farblosen Substraten die gut meßbare farbgebende Anilingruppe ab, deren Farbintensität photometrisch quantitativ bestimmt wird. Viele Substrate werden von mehreren Faktoren gespalten. Der Umfang dieser Reaktionen ist in der Regel vernachlässigbar gering, in anderen Fällen kann die Spezifität durch Zugabe von Inhibitoren gesteigert werden. Hyperlipidämie sowie Hyperbilirubinämie der Plasmaproben stellen Störgrößen bei der Bestimmung mit chromogenen Substraten dar, so daß für jede Probe ein sog. Blank-Ansatz mitgeführt werden sollte. Beide Reaktionsansätze werden identisch hergestellt, im Blank das chromogene Substrat durch H_2O ersetzt. Bei allen hier aufgeführten Bestimmungen wurde die Endpunktmethode angewandt, d. h. die Reaktion nach einer definierten Zeit durch 50%ige Essigsäure gestoppt. Die Extinktionen wurden photometrisch bei 405 nm bestimmt, der Blank-Wert von dem zugehörigen Probenwert substrahiert und die Konzentration bzw. Aktivität anhand der Eichkurven ermittelt.

Die Bestimmungen mit chromogenen Substraten weisen gegenüber immunologischen Verfahren erhebliche Vorteile auf. So werden mit chromogenen Substraten nur die biologisch verfügbaren Faktoren gemessen, inaktivierte Substanzen oder Spaltprodukte bleiben unberücksichtigt.

Nachteilig ist sicher der erhebliche Aufwand dieser Bestimmungen, sowie deren Empfindlichkeit gegenüber verschiedenen Störgrößen.

Bestimmung der Antithrombin-III-Aktivität mit dem S-2238 [262, 390, 402]

Antithrombin III (AT III) ist der wichtigste Thrombininhibitor des Menschen. Daneben hemmt er auch die aktivierten Gerinnungsfaktoren IX, X, XI und XII sowie in geringerem Maße Plasmin und Kallikrein. Diese Inhibition kann durch Heparin wie durch einen biologischen Katalysator beschleunigt werden. Gegen einen AT-III-Mangel besteht nur eine geringe Toleranz, Werte unter 75% der Norm beinhalten eine erhöhte Thrombosegefahr. Verminderte AT-III-Konzentrationen finden sich angeboren, aber auch z. B. bei Lebererkrankungen und bei Ovulationshemmern, durch Verlust beim nephrotischen Syndrom und der exsudativen Enteropathie sowie durch Verbrauch bei einer disseminierten intravasalen Gerinnung.

AT III bildet mit Heparin im Überschuß einen Komplex, verbleibendes freies Heparin wird durch Zugabe von Polybrene selektiv inaktiviert. Der gebildete Heparin-AT-III-Komplex hemmt einen Teil des ebenfalls im Überschuß zugesetzten Thrombins. Das nicht inaktivierte Restthrombin spaltet aus dem S-2238 die Anilingruppe ab. Essigsäure stoppt die Reaktion. Die Extinktion ist damit umgekehrt proportional zur AT-III-Aktivität. Die Eichkurve verläuft in einem Bereich zwischen 25% und 125% linear.

Reagenzien:
1) 10%iges Na-Citratplasma,
2) Coatest Antithrombin (Fa. Kabi, Stockholm),
   - S-2238 mit Polybrene (H-D-Phe-Pip-Arg-pNa · 2 HCl),
   - Thrombin, lyophilisiert, vom Rind, 53 knat,
   - Puffer: Tris 50 mmol/l, EDTA 7,5 mmol/l, Heparin 3000 IE/l,
   - humanes Normalplasma,
3) 50%ige Essigsäure.

Zur Probenvorbereitung werden 50 µl mit 3 ml Puffer vermischt und 400 µl davon 3-6 min bei 37 °C inkubiert. Die Zugabe von 100 µl Thrombin, nach 30 s von 300 µl S-2238 (37 °C), läßt das Gemisch reagieren, 300 µl 50%ige Essigsäure stoppt die Reaktion nach weiteren 30 s. Die Auswertung erfolgt anhand einer Standardkurve, die die AT-III-Menge als Aktivität in Prozent der Norm angibt (Normalbereich: 80%-120%).

Bestimmung des α_2-Antiplasmins mit dem S-2251 [121, 402]

Das α_2-Antiplasmin ist der wichtigste menschliche Plasmininhibitor, der freies Plasmin schneller als andere Antiplasmine inaktivieren kann. Die Bestimmung erfolgt über die Plasminmessung mit dem dafür spezifischen chromogenen Substrat S-2251. Entsprechend dem α_2-Antiplasmingehalt der Probe wird im Überschuß zugegebenes Plasmin in einem Komplex gebunden. Der nicht gebundene Anteil der definierten Plasminmenge spaltet die farbgebende Anilingruppe aus dem chromogenen Substrat S-2251. Die photometrisch ermittelte Extinktion ist damit umgekehrt proportional zu der im Plasma enthaltenen α_2-Antiplasminaktivität. Ein α_2-Antiplasminmangel findet sich nach größeren operativen Eingriffen, bei Lebererkrankungen, nach einer fibrinolytischen Therapie, kann aber auch angeboren sein. Erhöhte Werte deuten auf eine Hypofibrinolyse hin.

Reagenzien:
1) 10%iges Na-Citratplasma,
2) Coatest Antiplasmin (Fa. Kabi, Stockholm),
   - S-2251 (H-D-Val-Leu-Lys-pNa · 2 HCl),
   - Plasmin-Solvent,
   - Plasmin, lyophilisiert, human 22 nkat/ml (3 CU/ml),
   - Tris-Puffer 0,05 mol/l, pH 7,4,
   - humanes Normalplasma,
3) 50%ige Essigsäure.

100 µl Plasma werden mit 3,0 ml Puffer verdünnt, wovon 600 µl 3–6 min bei 37 °C inkubiert werden. Die Inkubationszeit beträgt nach Zugabe von 200 µl Plasmin genau 20 s, nach Zugabe von 200 µl S-2251 (37 °C) genau 120 s, bevor die Farbentwicklung mittels 100 µl 50%iger Essigsäure gestoppt wird. Nach gleichem Verfahren wird die Eichkurve aus Verdünnungen mit Standardnormalplasmen hergestellt und die Extinktionen der Proben als Aktivität in Prozent der Norm angegeben (Normalbereich: 80–115%).

Bestimmung des Plasminogens mit dem S-2251 [121, 402]

Auch Plasminogen wird über das plasminspezifische Substrat S-2251 bestimmt. Da α_2-Antiplasmin freies Plasmin relativ schnell inhibiert, wird das gesamte Plasminogen in Humanplasma durch einen Überschuß an Streptokinase in einem Komplex gebunden. Damit kann einmal kein freies Plasmin mehr entstehen, zum anderen dieser Komplex durch Plasmininhibitoren nicht mehr gehemmt werden. Der Aktivatorkomplex spaltet aus dem chromogenen Substrat S-2251 die farbgebende Gruppe, deren gemessene Aktivität damit der aktivierbaren Plasminogenmenge entspricht. Ausgewertet wird anhand einer Eichkurve, die in einem Konzentrationsbereich zwischen 25% und 150% linear verläuft. In Rattenplasma war mit der Streptokinasemethode jedoch keine Aktivität nachweisbar. Hohe Inhibitorspiegel könnten dafür verantwortlich sein. Erst mit Hilfe hoher Urokinasedosen konnten die Inhibitoren überspielt werden. Plasminogenmangelzustände finden sich z. B. bei therapeutisch induzierten oder endogenen Hyperfibrinolysen und bei Verbrauchskoagulopathien. Ein erhöhtes Verhältnis des Plasmininhibitors α_2-Antiplasmin zu Plasminogen weist auf eine eingeschränkte Fibrinolyse hin.

Reagenzien:
1) 10%iges Na-Citratplasma,
2) chromogenes Substrat S-2251, lyophilisiert,
3) Streptokinase 10000 IU/ml bzw. Urokinase,
4) Puffer: Tris = 50 mmol/l, NaCl = 12 mmol/l, pH 7,4,
5) Substrat-Puffer-Lösung:
   1 Volumenteil Substrat S-2251 + 2,5 Teile Tris-Puffer,
6) humanes Standardnormalplasma,
7) Aqua bidestillata,
8) 50%ige Essigsäure.

200 µl einer 1:40 Verdünnung (50 µl Plasma und 2 ml Puffer) werden 3–6 min bei 37 °C vorgewärmt. Nach Zugabe von Streptokinase bzw. Urokinase beträgt die Inkubationszeit 10 min, nach Zugabe des Substrat-Puffer-Gemisches 180 s. Die Reaktion wird mit 0,1 ml 50%iger Essigsäure beendet, die Extinktion photometrisch bestimmt. Anhand der mit Standardnormalplasma nach demselben Verfahren hergestellten Eichkurve werden die Plasmaproben bestimmt (Normalbereich: 80%–115%).

Bestimmung der Anti-Xa-Aktivität mit dem S-2222 [262, 446]

Heparin ist ein sofort wirksames Antikoagulans, das durch Komplexbildung mit AT III fast alle aktivierten Gerinnungsfaktoren insbesondere Thrombin und Faktor Xa hemmt. Auch ohne Heparintherapie ist eine gewisse Anti-Xa-Aktivität zu erfassen, die auf endogen vorhandene heparinähnliche Substanzen zurückgeführt wird. Heparin bildet mit AT III einen Komplex, welcher von einer äquivalenten Menge Faktor Xa neutralisiert wird. Der nach der Reaktion verbliebene Rest an

24 Methodik

Faktor Xa spaltet aus dem S-2222 die farbgebende Gruppe ab. Die Farbentwicklung ist damit der Heparinkonzentration umgekehrt proportional. Die Korrelation zwischen Extinktion und Heparinkonzentration ist in den Bereichen 0,1 IE/ml-0,7 IE/ml für exogen zugeführtes Heparin und 0,02 IE/ml-0,15 IE/ml für heparinähnliche Substanzen linear. Abweichende Konzentrationen erfordern Vorverdünnung mit Normalplasmen. Die Auswertung erfolgt anhand einer Eichkurve. Da die Bestimmung über die Restaktivität des Faktors Xa und nicht über die Restthrombinaktivität erfolgt, eignet sich dieser Test auch zur Therapiekontrolle von niedermolekularem Heparin.

Reagenzien:
1) 10%iges Na-Citratplasma,
2) Coatest Heparin (Fa. Kabi, Stockholm),
   - S-2222 (Bz-Ile-Glu-Gly-Arg-pNa · HCl),
   - Faktor Xa, lyophilisiert, vom Rind, 71 nkat,
   - 10 IE AT III,
   - Puffer: Tris 50 mmol/l, EDTA 7,5 mmol/l, pH 8,4,
   - humanes Standardnormalplasma,
3) 50%ige Essigsäure.

800 µl Puffer, 100 µl AT III und 100 µl Plasma werden vermischt, 200 µl dieses Gemisches ca. 3 min bei 37 °C inkubiert. 100 µl Faktor Xa werden zur Aktivierung des endogenen Ansatzes für 30 s des exogenen Ansatzes für 180 s zugefügt, bevor die Zugabe von 100 µl S-2222 für eine Wirkdauer von 180 s erfolgt. Die Reaktion wird durch Zugabe von 100 µl 50%ige Essigsäure gestoppt. Die Konzentrationen werden anhand einer Eichkurve ermittelt (Normalbereich: <0,1 IE/ml).

Bestimmung des Prekallikreins mit dem S-2302 [127, 128]

Diese Bestimmung erfaßt das Proenzym Prekallikrein nach seiner Aktivierung in das aktive Enzym Kallikrein durch einen spezifischen Aktivator, der über β-Faktor XIIa Kallikrein bildet.

Kallikrein bewirkt die Spaltung der farbgebenden Anilingruppe vom chromogenen Substrat S-2302. Die photometrisch bestimmte Extinktion ist direkt proportional zum Prekallikreingehalt der Probe.

Reagenzien:
1) 10%iges Na-Citratplasma,
2) Coa-set Prekallikrein (Fa. Kabi, Stockholm),
   - chromogenes Substrat S-2302 (H-D-Pro-Phe-Arg-pNa · HCl),

- Plasmaprekallikreinaktivator,
- Tris-Puffer (0,05 mol/l), pH 7,8,
3) humanes Normalplasma,
4) 50%ige Essigsäure.

50 µl Plasma werden mit 3 ml Puffer verdünnt. 200 µl auf 37 °C vorgewärmter Prekallikreinaktivator werden mit 200 µl der Vorverdünnung versetzt und 2 min bei 37 °C inkubiert. Die Reaktion wird mit 200 µl S-2302 gestartet und nach 2 min mit 200 µl 50%iger Essigsäure gestoppt. Die Extinktion wird bei einer Wellenlänge von 405 nm gemessen, nach Substraktion der Blanks von den Probenwerten die Prekallikreinaktivitäten anhand einer Eichkurve ermittelt (Normalbereich: 80%-120%).

Bestimmung der Kallikreininhibition mit dem S-2302 [127, 128]

Die Messung der funktionellen Kallikreinhemmung erfaßt hauptsächlich den C1-Esterase-Inhibitor. α_2-Makroglobulin kann den Assay ebenfalls beeinflussen, was durch einen Puffer mit Methylamin ausgeschlossen werden kann. Es ist möglich, daß Antithrombin III bei heparinisierten Patienten an der Kallikreinhemmung teilnimmt. Plasma wird mit einer Plasma-Kallikrein-Präparation versetzt. Die in der Probe enthaltene Inhibitormenge hemmt einen Teil des Plasmakallikreins. Das überschüssige Kallikrein spaltet aus dem chromogenen Substrat Paranitroanilin, das photometrisch bestimmt wird.

Reagenzien:
1) 10%iges Na-Citratplasma,
2) chromogenes Substrat S-2302 (H-D-Pro-Phe-Arg-pNa · HCl) (Fa. Kabi, Stockholm),
3) Plasmakallikrein,
4) Puffer Tris 6,1 g, Nacl 21,1 g, Polybrene 20,0 mg, Aqua destillata 800,0 ml, pH 7,8,
5) humanes Normalplasma,
6) 50%ige Essigsäure.

100 µl Plasma werden mit 1,9 ml Puffer verdünnt. 200 µl Plasmakallikreinpräparation auf 37 °C vorgewärmt zu 200 µl dieser Vorverdünnung gegeben und 5 min bei 37 °C inkubiert. Nach Zugabe des S-2302 (37 °C) wird die Reaktion nach 4 min mittels 200 µl 50%iger Essigsäure gestoppt, die Extinktion bei 405 nm gemessen. Die Auswertung erfolgt nach Abzug der Blanks von den Probenwerten anhand einer Eichkurve.

Die Kallikreininhibitoraktivität wird in Prozent der Norm angegeben (Normalbereich: 80%-120%).

Bestimmung der spontanen Kallikreinaktivität mit dem S-2302 [127, 128]

Eine kallikreinähnliche Aktivität oder spontane Aktivität in bezug auf das Kallikreinsubstrat S-2302 ist in normalem Humanplasma niedrig und beträgt ca. 1%-2% des gesamten Prekallikreinspiegels. Bei einer Aktivierung des Plasmakallikreinsystems z. B. bei der Sepsis oder der intravasalen Gerinnung kommt es zu einem deutlichen Anstieg der spontanen Kallikreinaktivität. Es wird angenommen, daß die kallikreinähnliche Aktivität auf die Anwesenheit von Kallikrein-α_2-Makroglobulinkomplexen zurückgeführt werden kann. Dieser Test wird nach dem Prinzip der Prekallikreinbestimmung durchgeführt, wobei allerdings der Prekallikreinaktivator durch Puffer ersetzt wird, so daß nur die vorhandene Kallikrein- oder Kallikrein-ähnliche Aktivität mit dem S-2302 erfaßt wird.

Reagenzien:
1) 10%iges Na-Citratplasma,
2) chromogenes Substrat S-2302 (H-D-Pro-Phe-Arg-pNa · HCl) (Fa. Kabi, Stockholm),
3) Puffer Tris 50 mmol/l, NaCl 113 mmol/l, pH 7,8,
4) Standardhumanplasma,
5) 50%ige Essigsäure.

100 µl Plasma werden mit 1 ml Puffer verdünnt. 200 µl dieser Vorverdünnung werden auf 37 °C erwärmt, mit 200 µl vorgewärmten S-2302 (37 °C) versetzt und die Reaktion nach 2 min mit 200 µl 50%iger Essigsäure beendet. Die Messung erfolgt bei 405 nm in einem Photometer.

β-Faktor-XIIa-Inhibition [127]

β-Faktor XIIa aktiviert die Fibrinolyse und das Kallikreinsystem. Mit dem für β-Faktor XIIa empfindlichen chromogenen Substrat S-2222, mit gereinigtem β-Faktor XIIa und mit einem Kallikreininhibitor ist die Bestimmung der β-Faktor-XIIa-Inhibition im Plasma möglich. Dieser Assay wurde entwickelt und bei 10 Patienten mit einer Abstoßungsreaktion nach Nierentransplantation von Dr. M. J. Gallimore, England, durchgeführt.

Bestimmung des α_2-Makroglobulins mit dem S-2677 [121]

a_2-Makroglobulin ist ein relativ langsam wirkender Fibrinolyseinhibitor. Es hemmt darüber hinaus u. a. Trypsin, Kallikrein, Thrombin und Elastase. Über Trypsin erfolgt auch die Bestimmung des α_2-Makroglobulins mit Hilfe des chromogenen Substrates 2677. Trypsin bildet mit α_2-Makroglobulin einen Komplex, verbleibendes Trypsin wird mit SBTI (Soybean Trypsin Inhibitor) neutralisiert. Die farbgebende Anilingruppe wird durch das im Komplex gebundene Trypsin von der chromogenen Gruppe abgespalten und bei 405 nm photometrisch bestimmt. Die α_2-Makroglobulinmenge ist damit direkt proportional zur gemessenen Extinktion und wird anhand einer Eichkurve bestimmt, die in dem Bereich zwischen 25 % und 200 % der Norm linear verläuft.

Reagenzien:
1) 10 %iges Na-Citratplasma,
2) COA-SET α_2-Makroglobulin / α_1-Antitrypsin (Fa. Kabi, Stockholm):
   - chromogenes Substrat 2677 (Boc-Glu(OBzl)Gly-Arg-pNa · HCl),
   - Trypsin 0,2 mg + 10 ml 1 mmol/l HCl,
   - Tris-Puffer 0,05 mol/l, pH 8,0,
   - Standardnormalplasma,
   - Soybean Trypsin Inhibitor (SBTI),
3) 50 %ige Essigsäure.

200 µl einer 1:160 Verdünnung (25 µl Plasma und 4 ml Puffer) werden 3 bis 6 min bei 37 °C inkubiert. Nach Zugabe von 200 µl Trypsin wird der Ansatz weitere 2 min bei 37 °C, nach Zugabe von 200 µl SBTI nochmals 2 min bei 37 °C inkubiert, bevor 200 µl des chromogenen Substrates S-2677 (37 °C) dem Ansatz für 2 min zugefügt werden. 50 %ige Essigsäure stoppt diese Reaktion. Die Eichkurve wird aus verschiedenen Verdünnungen eines Normalplasmas mit der Aktivität 100 % hergestellt (Normalbereich: 118 %–25 %).

Bestimmung des α_1-Antitrypsins mit dem S-2677 [121]

α_1-Antitrypsin ist ein sehr langsam wirkender Plasmininhibitor. Neben Plasmin hemmt er u. a. Trypsin, Chymothrypsin, Thrombin und Plasmakallikrein. Die Eigenschaft, Trypsin zu spalten, macht man sich bei der Bestimmung des α_1-Antitrypsins zunutze. Zunächst wird Plasma mit methylaminhaltigem Puffer verdünnt, um störendes α_2-Makroglobulin zu hemmen. Für den Bestimmungsansatz wird derselbe Puffer ohne Zusatz zur weiteren Probenverdünnung verwandt. α_1-Antitrypsin hemmt eine äquivalente Menge im Überschuß zugegebenes Trypsin, dessen verbleibender Rest Paranitroanilin aus dem chromogenen Substrat abtrennt und photometrisch bestimmt werden kann. Die Extinktion der Proben ist damit umgekehrt proprotional zur α_1-Antitrypsin-Aktivität.

Reagenzien:
1) 10%iges Na-Citratplasma,
2) wa-set α_2-Makroglobulin / α_1-Antitrypsin (Fa. Kabi),
   - chromogenes Substrat S-2677 (Boc-Glu(OBzl)Gly-Arg-pNa · HCl),
   - Trypsin (1 Teil Enzym + 39 Teile HCl),
   - Tris-Puffer 0,05 mol/l, pH 8,0,
   - Puffer: 0,05 mol/l Tris + 0,15 mol/l Methylamin, pH 8,0,
   - Standardhumanplasma,
3) 50%ige Essigsäure.

50 µl Plasma werden mit 2 ml methylaminhaltigem Puffer verdünnt und 15 min bei Raumtemperatur aufbewahrt. Für den Bestimmungsansatz werden 50 µl dieser Vorverdünnung mit 2 ml reinem Puffer weiter verdünnt und 200 µl davon 3–6 min bei 37 °C inkubiert. Nach Zugabe von 200 µl Trypsin wird der Ansatz weitere 5 min bei 37 °C inkubiert, bevor die Reaktion mit 200 µl S-2677 (37 °C) gestartet wird. 200 µl 50%ige Essigsäure beenden den Vorgang nach 1 min. Die Auswertung erfolgt anhand einer Standardeichkurve, die aus Normalplasma mit der Aktivität 100% hergestellt wurde (Normalbereich: 99% ± 15%).

Radiale Immundiffusion [24]

Partigenimmundiffusionsplatten enthalten eine Gelschicht mit einem spezifischen Antikörper gegen das zu bestimmende Antigen. Kreisrunde Löcher dienen als Auftragsstelle für das Untersuchungsmaterial. Nach dem Prinzip der radialen Immundiffusion dehnen sich die gebildeten Ag-Ak-Komplexe kreisförmig aus. Der Endpunkt der Diffusion ist nach 48 h erreicht. Die Fläche des entstandenen Präzipitationsringes ist der Ag-Konzentration direkt proportional.

Reagenzien:
1) 10%iges Na-Citratplasma,
2) M- oder NOR-Partigen-Platten (Fa. Behring, Marburg),
3) Partigen Dispenser (5 µl) (Fa. Behring),
4) Proteinstandard (lyophilisiert, human) (Fa. Behring),
5) Kontrollplasma (Fa. Behring),
6) physiologische Kochsalzlösung.

Patienten- wie Kontrollplasmen werden auf NOR-Partigen-Platten unverdünnt, auf M-Partigen-Platten 1:2 mit Kochsalzlösung verdünnt aufgetragen und 48 h bei Raumtemperatur aufbewahrt. Die Durchmesser der Präzipitationsringe werden anhand der ermittelten Standardbezugskurve in mg/dl umgerechnet. Den NOR-Partigen-Platten liegt zusätzlich eine Bezugswerttabelle bei. Hiermit erfolgte die Bestimmung von Fibrinogen (NOR-Partigen) und Plasminogen (M-Partigen). Bei der Fibrinogenmessung werden neben dem gerinnbaren Fibrinogen auch Fibrinogenspaltprodukte und Fibrinmonomere miterfaßt (Normalbereich: Fibrinogen 200–400 mg/dl, Plasminogen 9–15 mg/dl).

Euglobulinlysezeit [24]

Die Euglobulinlysezeit erfaßt die spontane fibrinolytische Aktivität des untersuchten Plasmas, wobei hauptsächlich Plasminogenaktivatoren und Plasmin erfaßt werden. Durch Ansäuern mit Essigsäure wird die Euglobulinfraktion ausgefällt, die die proteolytisch wirksamen Faktoren des fibrinolytischen Systems enthält. Der Überstand und der größte Teil der darin enthaltenen Plasmininhibitoren werden verworfen, die Präzipitate nach Auflösen mit Puffer durch Thrombin zur Gerinnung gebracht. Die Zeit, die die fibrinolytisch aktiven Substanzen benötigen, um das Gerinnsel aufzulösen, wird als Euglobulinolysezeit bezeichnet.

Reagenzien:
1) 10%iges Na-Citratplasma,
2) Aqua destillata,
3) 1%ige Essigsäure,
4) Thrombin 25 IE/ml (Fa. Behring, Marburg),
5) Phosphatpuffer pH 7,5 (4,092 g NaCl; 7,156 g Na_2HPO_4; 1,306 g KH_2PO_4),
6) Kühlzentrifuge.

Plasma wird in der Kühlzentrifuge (4 °C) bei 1000 U/min zentrifugiert. Zu 500 µl Plasma werden 7,5 ml Aqua destillata sowie 0,13 ml 1%ige Essigsäure zugefügt, 10 min bei Raumtemperatur belassen, und dann 10 min bei 4000 U/min zentrifugiert. Der Überstand wird verworfen, der Niederschlag durch Zugabe von 0,5 ml Puffer suspendiert und durch weitere 0,4 ml Puffer vollständig gelöst. 100 µl Thrombin bewirken die Gerinnung. Das Reagenzglas mit diesem Fibringerinnsel wird in ein auf 37 °C erwärmtes Wasserbad bis zur völligen Lyse gestellt (Normalbereich: 2–5 h).

Kreatinin

Die Kreatininbestimmung wurde nach der kinetischen Methode von Jaffé bei einer Wellenlänge von 492 nm photometrisch bestimmt.

2.3 Statistik*

Die statistische Auswertung erfolgte mit dem Statistical Analytic System der Firma SAS Institute Inc., Cary, North Carolina, USA. Zunächst wurden die jeweiligen Stichprobenverteilungen mit Hilfe des W-Tests von Shapiro u. Wilk auf Normalität geprüft. Die Ergebnisse wurden als Mittelwerte und Standardabweichungen dargestellt. Für Vergleiche zwischen den jeweiligen Gruppen fand der Zweistichproben-t-Test für unabhängige Stichproben ungleicher Umfänge Verwendung, signifikante Unterschiede innerhalb der Gruppen bei den tierexperimentellen Untersuchungen und bei den Patienten nach Nierentransplantation wurden mit dem einfachen t-Test geprüft. Die Auswertungen bei den Patienten mit chronisch terminaler Niereninsuffizienz erfolgten mit der Varianzanalyse. Unterschiede in der Häufigkeit von Abstoßungen und Tagen mit Oligoanurie bei Patienten mit Nierentransplantationen wurden mit dem exakten Test von Fisher berechnet.

---

* Für die statistische Beratung und Auswertung bedanke ich mich bei den Herren Dr. N. Neumann, Institut für Biomathematik, Dipl.-Stat. R. Muche, Klinische Chemie und Dr. G. Warneke, Abteilung Nephrologie.

3 Ergebnisse

3.1 Fibrinolytische Aktivität im Nierenvenenblut und nach ergometrischer Belastung

Die fibrinolytische Aktivität, wie sie mit der Euglobulinlysezeit erfaßt wurde, war bei den 50 Patienten ohne Nierenfunktionseinschränkung im Nierenvenenblut signifikant höher als im peripher-venösen und arteriellen Blut. Dies fand sich sowohl bei den Patienten mit und ohne Hypertonie bzw. den Patienten mit Nierenarterienstenosen, weshalb die 50 Patienten in einer Gruppe ausgewertet wurden (Abb. 2).

Im Gegensatz dazu fand sich kein signifikanter Unterschied im Nierenvenenblut bei den 10 Patienten mit dialysepflichtiger Niereninsuffizienz. Die Euglobulinlysezeit war aber insgesamt als Zeichen einer verminderten fibrinolytischen Aktivität verlängert. Insbesondere bei den 2 Patienten mit akutem Nierenversagen wurden im Nierenvenenblut

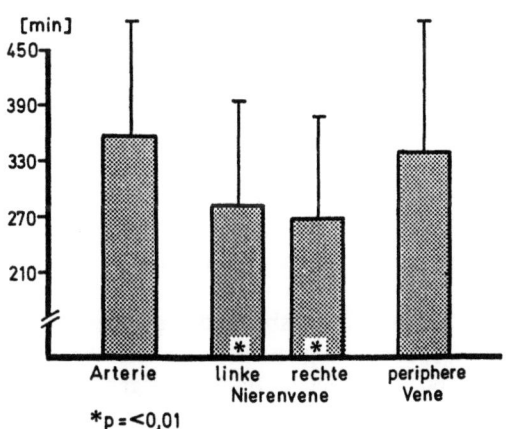

Abb. 2. Euglobulinlysezeit bei 50 Patienten mit normaler Nierenfunktion im Nierenvenenblut sowie im peripher venösen und arteriellen Blut (MW±SD)

32 Ergebnisse

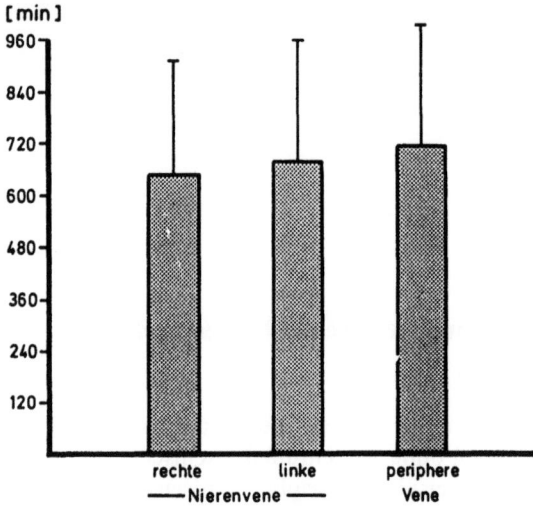

Abb. 3. Euglobulinlysezeit bei 10 Patienten mit dialysepflichtiger Niereninsuffizienz im Nierenvenenblut sowie im peripher-venösen Blut

identische bzw. einmal sogar höhere Werte im peripher-venösen Blut gemessen. Bei den 8 Patienten mit chronisch terminaler Niereninsuffizienz war die Euglobulinlysezeit im Mittelwert leicht aber nicht signifikant kürzer als im peripher-venösen Blut (Abb. 3).

Bei 35 untersuchten gesunden Probanden verkürzte sich unter ergometrischer Belastung die Euglobulinlysezeit deutlich um ca. 62% im Mittel ($p < 0,001$) als Zeichen einer gesteigerten fibrinolytischen Aktivität (Abb. 4).

Bei 20 Patienten mit chronisch terminaler Niereninsuffizienz fand sich vor der ergometrischen Belastung wieder eine massiv verlängerte Euglobulinlysezeit ($p < 0,001$), die sich nach der Belastung signifikant verkürzte ($p < 0,001$).

Diese Verkürzung war mit 25% jedoch nicht so ausgeprägt wie bei den gesunden Probanden. Der Einfluß der extrakorporalen Zirkulation auf die fibrinolytische Aktivität wurde 2 h nach Beginn der Hämodialyse- bzw. Hämofiltrationsbehandlung untersucht. Dabei kam es unter der Dialysebehandlung ebenfalls zu einer Verkürzung der Euglobulinlysezeit ($p < 0,001$), die leicht stärker ausgeprägt war als unter ergometrischer Belastung (Abb. 4). Weiterhin wurde die fibrinolytische Aktivität bei 10 Patienten mit akutem Nierenversagen bestimmt, wobei sich ebenfalls eine deutlich verlängerte Euglobulinlysezeit fand ($p < 0,001$).

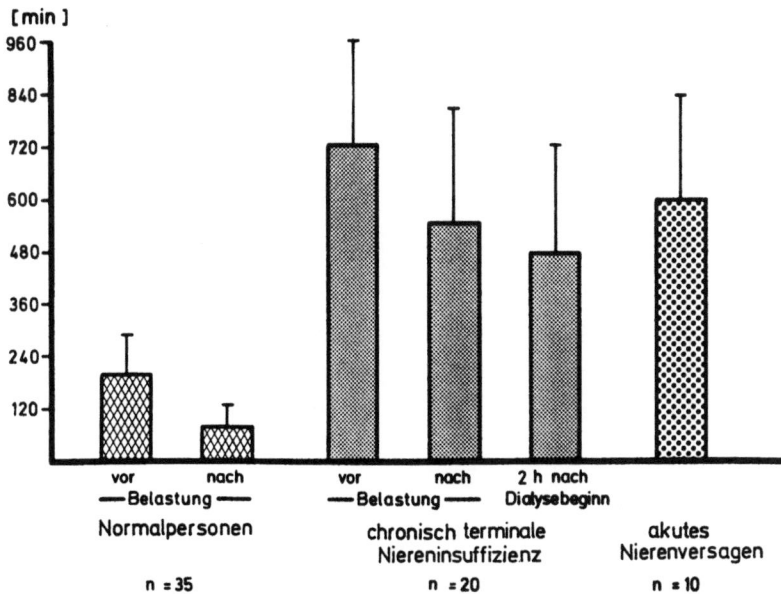

Abb. 4. Euglobulinlysezeit bei einem Kontrollkollektiv (n=35) vor und nach ergometrischer Belastung, bei Patienten mit chronisch terminaler Niereninsuffizienz (n=20) vor und nach Belastung sowie während der Hämodialyse und bei Patienten mit akutem Nierenversagen (n=10) (MW±SD)

3.2 Patienten mit chronisch terminaler Niereninsuffizienz

3.2.1 *Einfluß verschiedener Dialyseverfahren*

Die Ergebnisse der Patienten unter den 4 verschiedenen Dialyseverfahren wurden einem Normalpersonenkollektiv gegenübergestellt. Zusätzlich wurden die Daten der beiden Peritonealdialyseverfahren – intermittierende Peritonealdialyse (IPD) sowie kontinuierlich-ambulante Peritonealdialyse (CAPD) – und die beiden extrakorporalen Verfahren – Hämodialyse (HD) wie auch Hämofiltration (HF) – zusammengefaßt und miteinander verglichen. Die in den Säulen markierten Signifikanzen stellen die Veränderungen gegenüber der Normalpersonengruppe dar, während Unterschiede zwischen den extrakorporalen Verfahren und den Peritonealdialyseverfahren durch eine Klammer unter den Säulen markiert sind.

34 Ergebnisse

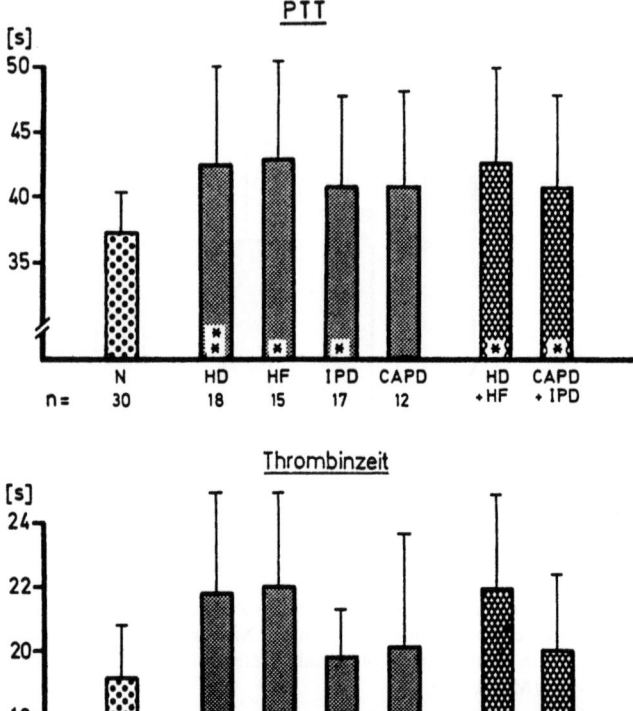

* p= <0,05 ; ** p= <0,01

Abb. 5. PTT, Thrombinzeit, Fibrinogen und Fibrinmonomere bei Patienten mit chronisch terminaler Niereninsuffizienz unter 4 Dialyseverfahren (*HD* Hämodialyse; *HF* Hämofiltration; *IPD* intermittierende Peritonealdialyse; *CAPD* kontinuierlich-ambulante Peritonealdialyse)

Abbildung 5 gibt die Ergebnisse von PTT und Thrombinzeit wieder. Die PTT war in der HD-, HF- und IPD-Gruppe verlängert, nicht dagegen in der CAPD-Gruppe. Die längsten Zeiten wurden unter HD und HF gemessen. Bei der zusammenfassenden Darstellung von HD und HF sowie IPD und CAPD waren die Mittelwerte leicht verlängert, ohne daß Unterschiede zwischen den beiden Gruppen bestanden.

Einfluß verschiedener Dialyseverfahren 35

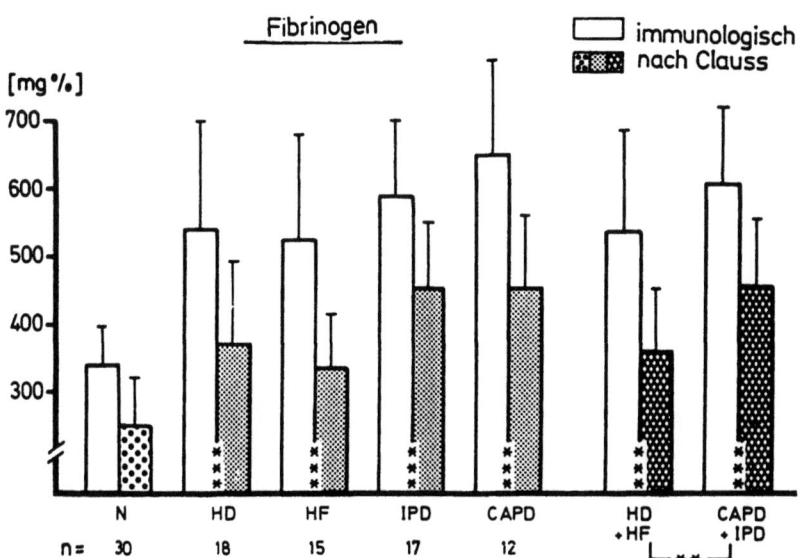

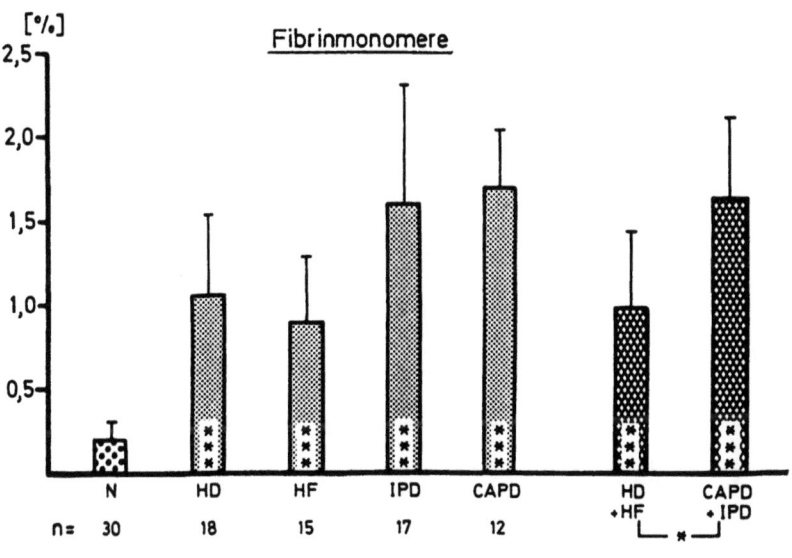

** p = < 0,01; *** p = < 0,001

Abb. 5.

36 Ergebnisse

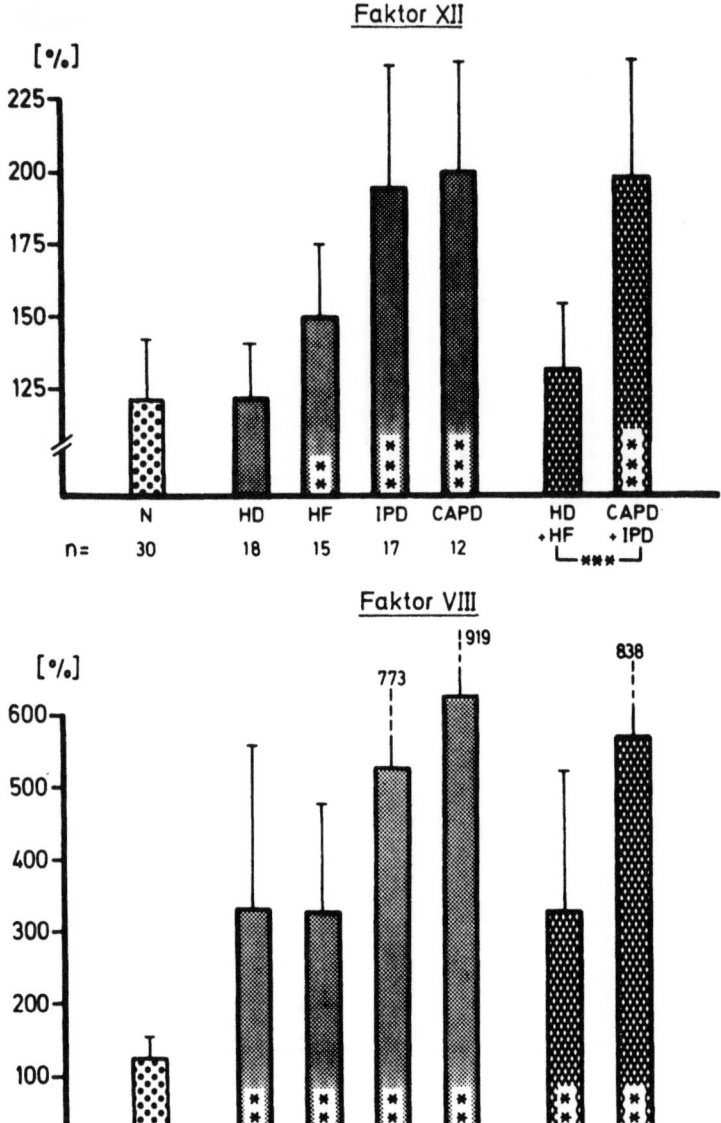

Abb. 6.

Einfluß verschiedener Dialyseverfahren 37

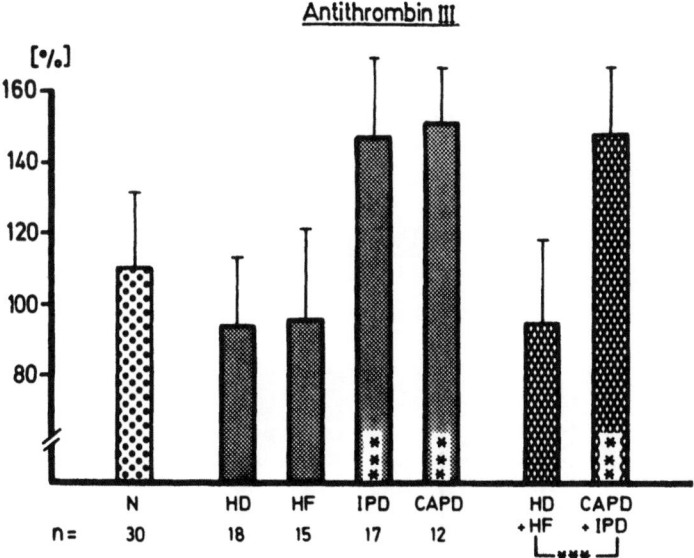

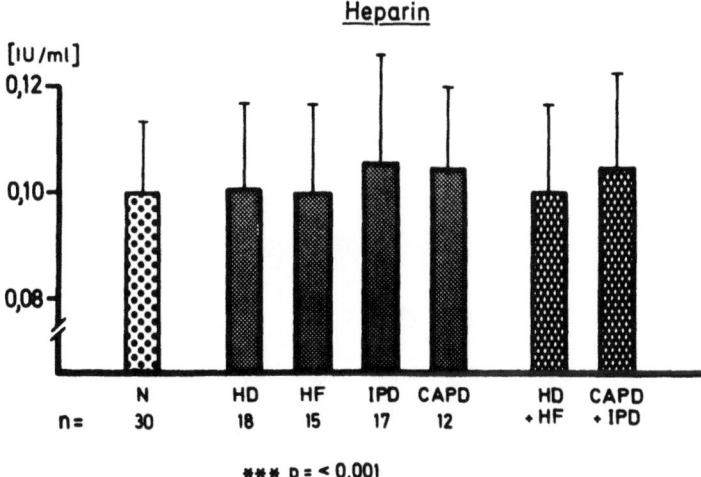

*** p = < 0,001

Abb. 6. Faktor-XII-, Faktor-VIII-, Antithrombin-III- und Anti-FXa-Aktivität (Heparin) bei Patienten mit chronisch terminaler Niereninsuffizienz unter 4 Dialyseverfahren

38 Ergebnisse

Die Thrombinzeit war bei den HD- und HF-Patienten um jeweils 3 s im Mittelwert und damit signifikant verlängert, während sich die Werte bei den Peritonealdialysepatienten nicht von dem Kontrollkollektiv unterschieden. Die Thromboplastinzeit nach Quick zeigte weder im Vergleich zum Kontrollkollektiv noch im Vergleich untereinander größere Unterschiede.

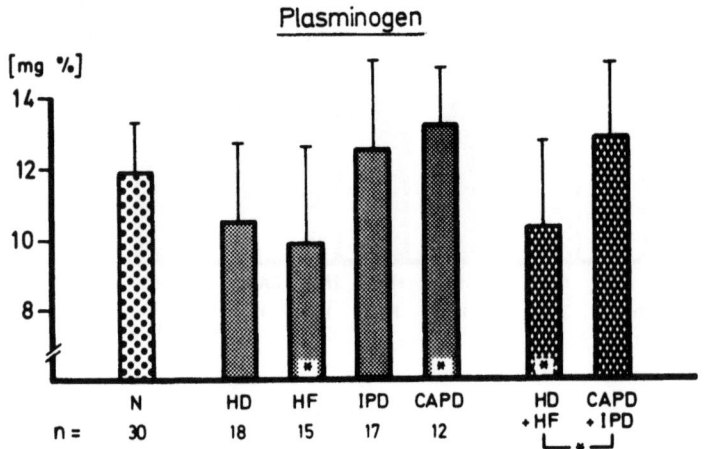

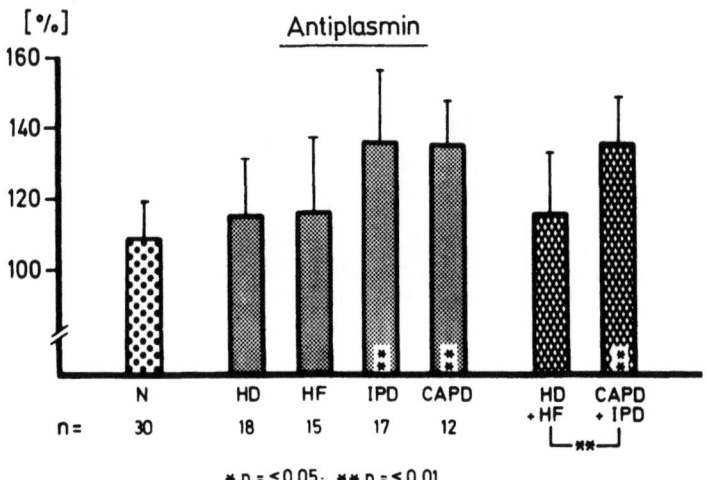

$* p = <0,05; ** p = <0,01$

Abb. 7. Plasminogen, α_2-Antiplasmin, α_1-Antitrypsin und α_2-Makroglobulin bei Patienten mit chronisch terminaler Niereninsuffizienz unter 4 Dialyseverfahren

Das Fibrinogen wurde gerinnungsphysiologisch nach Clauss und zusätzlich immunologisch mit der radialen Immundiffusion bestimmt. Mit beiden Methoden fanden sich in allen 4 Dialysegruppen deutlich erhöhte Fibrinogenspiegel, wobei der immunologische Test erwartungsgemäß durch das Miterfassen von Fibrinmonomerkomplexen den jeweils höchsten Mittelwert ergab. Die beiden Peritonealdialyseverfahren lagen in ihren Werten insgesamt deutlich über den Werten der HD- und HF-Patienten (Abb. 5). Bei der Bestimmung des Fibrinogens nach Clauss

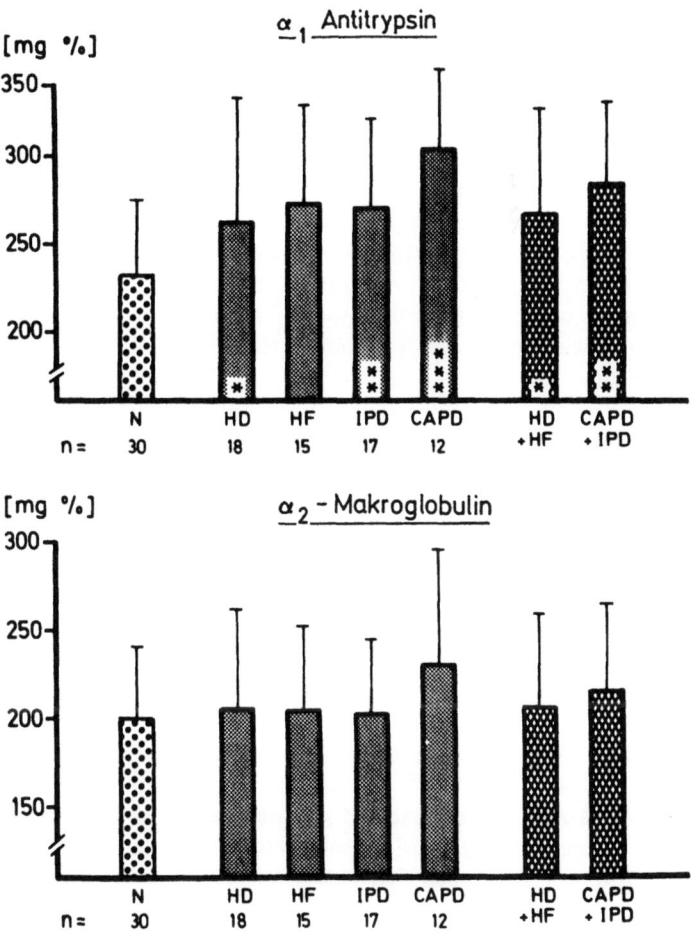

Abb. 7. $* p = <0,05; ** p = <0,01; *** p = <0,001$

zeigte sich bei keinem Patienten unter IPD und CAPD ein Wert unter 300 mg%.

Die Fibrinmonomerkomplexe waren als Ausdruck einer erhöhten Thrombinaktivität ebenfalls in allen 4 Gruppen signifikant erhöht (Abb. 5). Bei den IPD- und CAPD-Patienten ergaben sich dabei gegenüber den HD- und HF-Patienten signifikant erhöhte Mittelwerte. Während nur 1 Proband des Normalpersonenkollektivs einen Wert von 0,5% erreichte, lagen 20 der 33 Patienten der HD/HF-Patienten und 25 der 29 IPD/CAPD-Patienten über diesem Wert.

Bei der Bestimmung des Hagemann-Faktors (Faktor XII) fanden sich ausgeprägte Unterschiede zwischen den einzelnen Gruppen (Abb. 6). Den höchsten Mittelwert wiesen die IPD-Patienten mit 195% und die CAPD-Patienten mit 200% auf, während sich die HD-Patienten mit 124% nicht und die HF-Patienten mit 149% nur gering von den Normalpersonen unterschieden. Bei der zusammenfassenden Darstellung unterschied sich die Gruppe HD + HF nicht vom Kontrollkollektiv. Die IPD- + CAPD-Gruppe lag dagegen deutlich über den Werten der HD- + HF-Gruppe und des Normalpersonenkollektivs. Insgesamt hatten nur 8 Patienten in der HD/HF-Gruppe einen Wert über 150%, während alle Patienten unter Peritonealdialyseverfahren über diesem Wert lagen. Dagegen wies kein gesunder Proband eine Faktor-XII-Aktivität von über 150% auf.

Die Bestimmung der Faktor-VIII-Aktivität ergab ebenfalls in allen 4 Gruppen massiv erhöhte Werte gegenüber dem Normalpersonenkollektiv. Auch hier fanden sich die höchsten Werte unter IPD und v. a. CAPD, bei der der mit Abstand höchste Mittelwert gefunden wurde. Die Peritonealdialyseverfahren lagen gemeinsam signifikant über den Werten der HD- + HF-Gruppe. Keine Unterschiede ließen sich bei den Ergebnissen der Faktor-XIII-Aktivität nachweisen. Der Mittelwert lag in allen 4 Behandlungsgruppen ca. 10% unterhalb des Kontrollkollektivs, ohne daß Unterschiede zwischen den verschiedenen Verfahren zu erkennen waren.

Die Antithrombin-III-Aktivität war bei den HD- und HF-Patienten mit 94% bzw. 96% gegenüber dem Normalpersonenkollektiv leicht erniedrigt (Abb. 6). Im Gegensatz dazu wiesen die IPD- und CAPD-Patienten mit 147% bzw. 151% signifikant erhöhte Mittelwerte auf. Die Anti-Faktor-Xa-Aktivität unterschied sich dagegen nicht in den untersuchten Kollektiven. Eine meßbare Heparinaktivität war damit in der HD- und HF-Gruppe 2 Tage nach der letzten Dialyse bzw. Filtration nicht mehr nachweisbar (Abb. 6).

Das Plasminogen war bei den HD- und HF-Patienten erniedrigt, bei letzteren signifikant (Abb. 7). Dagegen fand sich unter IPD ein leicht, unter CAPD ein signifikant erhöhter Mittelwert. Zwischen HD/HF und IPD/CAPD zeigte sich ein ebenfalls signifikanter Unterschied.

Bei der Bestimmung des α_2-Antiplasmins ergaben sich in allen 4 Gruppen erhöhte Mittelwerte, wobei sich die HD-Patienten mit 111% und die HF-Patienten mit 112% nicht signifikant vom Mittelwert des Normalpersonenkollektivs unterschieden (108%) – im Gegensatz zu den mit 136% (IPD) und 135% (CAPD) erhöhten Werten in den Peritonealdialysegruppen (Abb. 7).

Die IPD-/CAPD-Gruppe lag mit 135% im Mittel signifikant über der HD-/HF-Gruppe (111%). 27 der 29 Peritonealdialysepatienten wiesen eine α_2-Antiplasminaktivität über den Mittelwerten der HD- bzw. HF-Gruppe auf.

Das α_1-Antitrypsin war in allen 4 Gruppen gegenüber dem Normalpersonenkollektiv erhöht, am ausgeprägtesten in der CAPD-Gruppe, am geringsten in der HF-Gruppe (Abb. 7). Die Bestimmung des α_2-Makroglobulins ergab dagegen keine wesentlichen Veränderungen. Lediglich die CAPD-Patienten wiesen einen leicht, aber nicht signifikant erhöhten Mittelwert auf, der 30 mg% über dem Normalpersonenkollektiv lag.

3.2.2 Verlaufsbeobachtungen bei Patienten unter einjähriger Hämodialysebehandlung

Um den zeitlichen Einfluß der Hämodialysebehandlung auf die Blutgerinnungsparameter zu erfassen, wurden in einer 2. Untersuchung 35 neu ins Dialyseprogramm aufgenommene Patienten mit chronisch terminaler Niereninsuffizienz 1 Jahr lang in 3monatigen Abständen untersucht.

PTT und Thrombinzeit veränderten sich in diesem 1. Dialysejahr nicht (Tabelle 4). Eine Verlängerung dieser Parameter durch die intermittierende Heparintherapie war 48 h nach Beendigung der letzten Dialysebehandlung erwartungsgemäß nicht mehr nachweisbar. Die Thromboplastinzeit nach Quick zeigte im Beobachtungszeitraum ebenfalls keine Veränderungen.

Das Fibrinogen, das mit der Behandlungsmethode nach Clauss gemessen wurde, fiel im Verlauf des Jahres ab. Der Abfall nach 6, 9 und 12 Monaten war signifikant und lag nach 12 Monaten ca. 40 mg% unter dem Ausgangswert.

Die Fibrinmonomere waren zu Beginn der Untersuchung erhöht und zeigten eine erhebliche Streuung innerhalb des Patientenkollektivs. Veränderungen ergaben sich im gesamten Jahr jedoch nicht.

Tabelle 4. Gerinnungsparameter und Triglyceride im Verlauf des 1. Behandlungsjahres mit der Hämodialyse bei 35 Patienten mit chronischer terminaler Niereninsuffizienz

	-0-	-3-	-6-	-9-	12 Monate
PTT [s]	42,7	41,5	40,6	41,8	40,3
	±6,8	±7,2	±6,4	±6,8	±6,6
Thrombinzeit [s]	19,6	18,9	19,3	19,8	19,9
	±2,1	±1,4	±1,9	±1,7	±2,0
Quick [%]	92,9	93,1	88,9	93,0	92,3
	±15,2	±16,5	±14,0	±15,9	±16,6
Fibrinogen [mg%]	345,2	337,6	317,4[a]	314,1[a]	307,1[b]
	±68,0	±83,8	±78,8	±89,7	±70,0
Fibrinmonomere [%]	0,47	0,41	0,48	0,37	0,42
	±0,45	±0,42	±0,47	±0,39	±0,52
Faktor VIII [%]	234,6	237,2	267,7[a]	266,6[a]	306,0[c]
	±102,0	±99,8	±107,2	±122,4	±112,0
Antithrombin III [%]	110,4	105,5	100,5[b]	98,4[b]	99,6[b]
	±21,2	±20,9	±14,3	±19,2	±16,3
α_2-Antiplasmin [%]	110,8	103,0	105,2	107,4	107,1
	±17,0	±15,9	±15,3	±14,4	±15,4
Plasminogen [%]	78,0	76,6	73,8	78,2	77,6
	±19,8	±20,7	±21,1	±18,4	±19,0
Triglyceride [mg%]	186,6	232,7	270,0[a]	247,2[a]	270,8[b]
	±94,3	±186,8	±249,0	±190,5	±203,2

[a] $p < 0,05$; [b] $p < 0,01$; [c] $p < 0,001$.

Die zu Beginn der Dialysebehandlung erhöhte Faktor-VIII-Aktivität stieg nach 6, 9 und 12 Monaten deutlich weiter an. Nach 12 Monaten lag der Mittelwert um 71% über dem Ausgangswert.

Das Antithrombin III fiel dagegen kontinuierlich ab. Zu den Untersuchungszeitpunkten 6, 9 und 12 Monate waren die Werte signifikant niedriger als der Ausgangswert. Der maximale Abfall betrug aber insgesamt nur 11%. Die Mittelwerte lagen zu keinem Zeitpunkt im pathologischen Bereich.

Keine wesentlichen Veränderungen zeigten die Fibrinolyseparameter Plasminogen und α_2-Antiplasmin.

Degegen kam es zu einem Anstieg der Triglyceride, der nach 6, 9 und vor allem 12 Monaten signifikant war. Dieser Anstieg war im wesentlichen auf 6 Patienten zurückzuführen, die im Verlauf des Jahres eine extreme Hypertriglyceridämie, d.h. Werte über 450 mg% entwickelten. Diese 6 Patienten stiegen von 251 ± 111 mg% auf 619 ± 209 mg% im Mittelwert nach 12 Monaten an (Tabelle 4).

3.3 Patienten mit akutem Nierenversagen

Die PTT und Thrombinzeit der 28 Patienten mit akutem oligoanurischem Nierenversagen waren gegenüber dem Normalpersonenkollektiv leicht verlängert, was auf die Heparinbehandlung von durchschnittlich 10 IE/kg KG/h zur kontinuierlichen arteriovenösen Hämofiltration (CAVH) zurückzuführen ist. Die mittlere Heparinaktivität betrug mit dieser Dosis 0,25 Antifaktor-Xa E/ml (Tabelle 5).

Die Thromboplastinzeit nach Quick und entsprechend die Faktor-VII-Aktivität waren gegenüber dem Kontrollkollektiv erniedrigt. Bei der Bestimmung der Faktor-VIII-Aktivität fanden sich deutlich erhöhte Werte als Zeichen einer Gerinnungsaktivierung. Der Faktor XIII, der sog. fibrinstabilisierende Faktor, ergab im Mittel leicht erniedrigte Werte, wobei sich bei einigen Patienten Werte von nur 25% fanden (Tabelle 5).

Das Fibrinogen wurde immunologisch gemessen und war mit 487,3 mg% deutlich erhöht. Ebenfalls deutlich erhöht wurden die Fibrinmonomerkomplexe gefunden. 75% aller Patienten wiesen z.T. massiv erhöhte Werte auf. Dies zeigt, daß trotz der Heparintherapie eine erhebliche Hyperkoagulabilität bestand. In der Einzelwertdarstellung wird dies besonders deutlich (Abb. 8).

Das Antithrombin III war mit einem Mittelwert von 68,7% stark vermindert. Bei der Einzelwertdarstellung zeigte sich, daß 17 der 28 Patienten ein Antithrombin III unter 75% aufwiesen, 7 Patienten sogar unter 55% (Abb. 8).

Tabelle 5. Blutgerinnungs- und Fibrinolyseparameter bei Patienten mit akutem Nierenversagen (*ANV*, n = 28) und bei einem Kontrollkollektiv (*NP*, n = 30)

	ANV	NP
PTT (s)	52,9 ± 12,1	37,3 ± 2,9
Thrombinzeit (s)	22,3 ± 4,0	19,2 ± 1,5
Anti-Faktor Xa (U/ml)	0,25 ± 0,07	0,1
Fibrinogen (mg%)	487,3 ± 146,3	342,3 ± 56,4
Fibrinmonomere (%)	1,7 ± 0,6	< 0,1
Thromboplastinzeit nach Quick (%)	68,6 ± 18,8	100 ± 5,8
Faktor VII (%)	63,2 ± 14,4	89,2 ± 12,4
Faktor VIII (%)	288 ± 78	122,3 ± 17,4
Faktor XIII (%)	78,0 ± 22	116,6 ± 19,9
Antithrombin III (%)	68,7 ± 18,7	105,1 ± 15,9
Plasminogen (mg%)	7,4 ± 2,4	12,4 ± 1,4
α_2-Antiplasmin (%)	131,0 ± 24,4	106,2 ± 6,6
α_2-Antiplasmin/Plasminogen	1,7	1,0

44 Ergebnisse

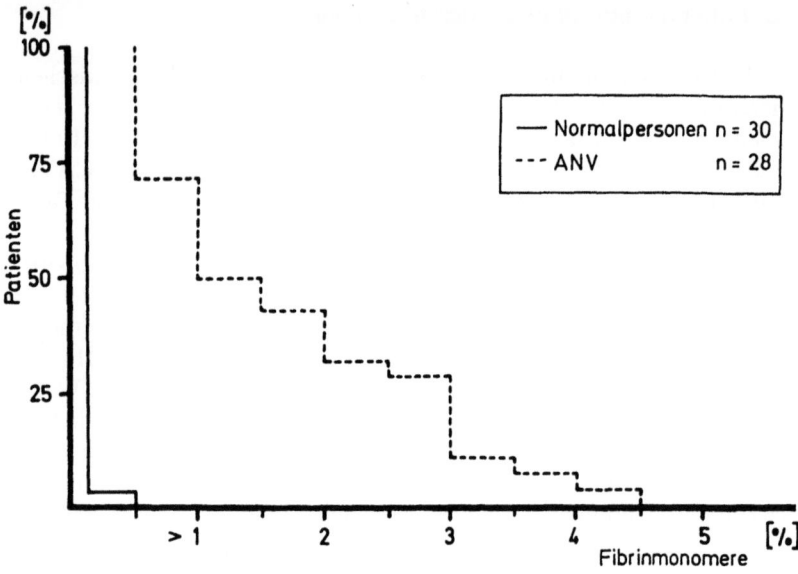

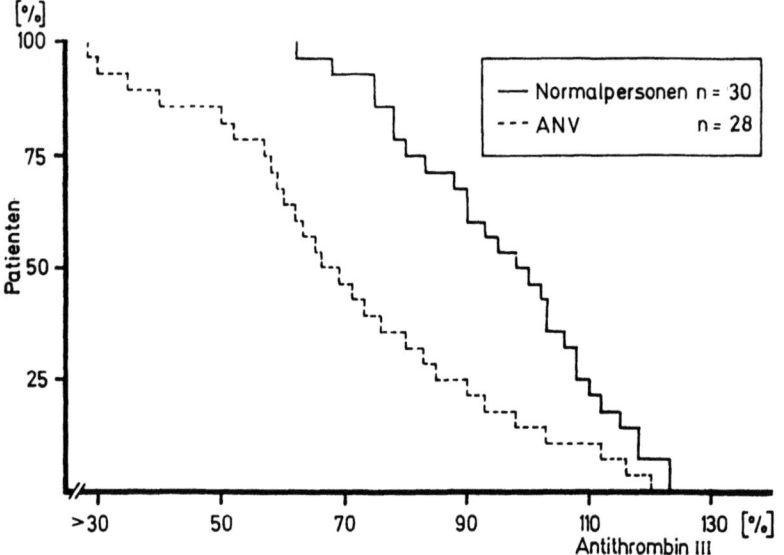

Abb. 8. Fibrinmonomerkomplexe und Antithrombin III bei Patienten mit akutem Nierenversagen (*ANV*, n=28) und einem Kontrollkollektiv (n=30)

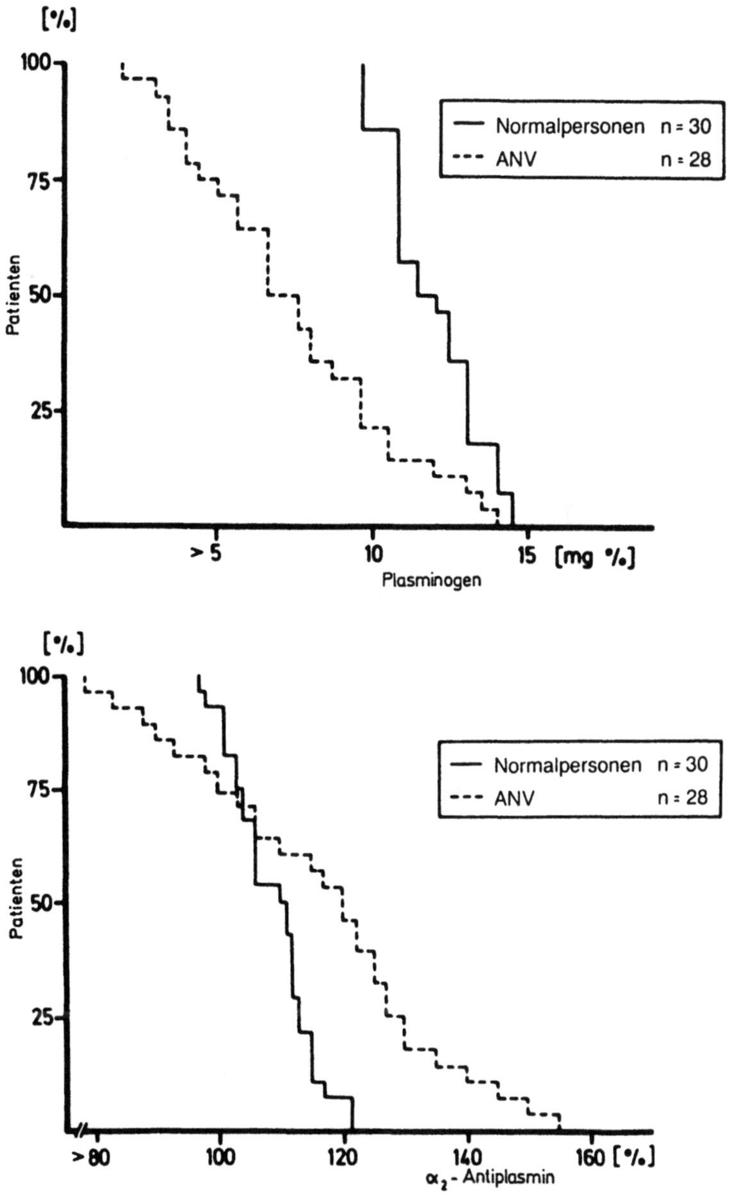

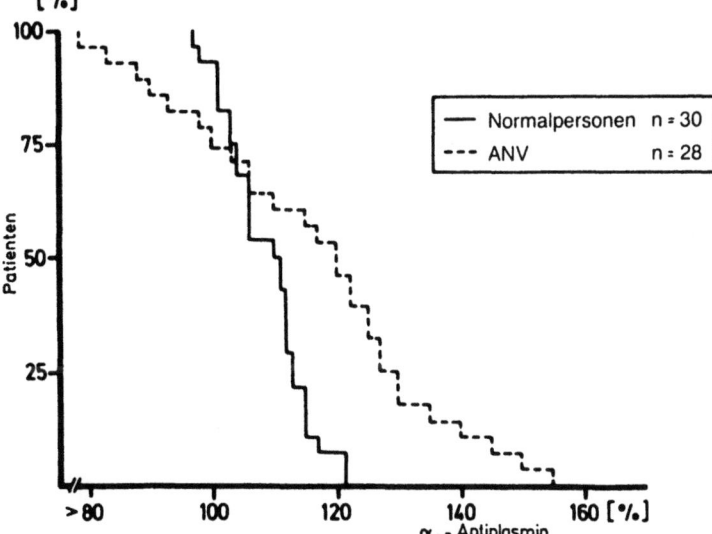

Abb. 9. Plasminogen und α_2-Antiplasmin bei Patienten mit akutem Nierenversagen (*ANV*, n=28) sowie einem Kontrollkollektiv (n=30)

Das Plasminogen war ebenfalls deutlich erniedrigt und lag mit 7,4 mg% durchschnittlich 40% unter dem Mittelwert des Normalpersonenkollektivs. 8 Patienten wiesen einen Plasminogenwert von unter 5 mg% auf (Abb. 9).

Im Gegensatz dazu fand sich mit 131% ein erhöhter Mittelwert für den Plasmininhibitor α_2-Antiplasmin. 5 Patienten hatten dabei Werte, die unter denen des gesamten Normalpersonenkollektivs lagen, während bei 13 Patienten die α_2-Antiplasminwerte über 120%, d. h. über dem höchsten in der Normalpersonengruppe gemessenen Wert bestimmt wurden (Abb. 9).

Durch die Kombination von erniedrigtem Plasminogen und erhöhtem α_2-Antiplasmin ergibt sich ein deutlicher Anstieg des Verhältnisses von α_2-Antiplasmin zu Plasminogen auf 1,7 als Zeichen einer verminderten fibrinolytischen Aktivität (Tabelle 5).

3.4 Tierexperimentelle Nierenischämie bei Ratten

Nach einer 60minütigen bilateralen Nierenarterienklammerung wurde direkt vor und 20 min nach Beendigung der Ischämie sowie nach 24, 36, 48, 72 und 168 h das Serumkreatinin bestimmt. Zusätzlich wurde ein präoperativer Nullwert erstellt. Eine Darstellung der signifikanten Unterschiede erfolgte nur zwischen den 5 Gruppen, da erwartungsgemäß alle Werte nach der Ischämie signifikant über dem Ausgangswert lagen. Direkt vor Beendigung der Ischämie, d. h. vor Wiedereröffnung der Klammern, war das Serumkreatinin in der NaCl-Gruppe von 0,64 mg% auf 1,05 mg% angestiegen. Alle 4 Therapiegruppen zeigten einen signifikant geringeren Anstieg. Die mittleren Werte lagen zu diesem Zeitpunkt zwischen 0,86 mg% und 0,92 mg% (Abb. 10).

20 min nach Reperfusion bestanden jedoch keine Unterschiede zwischen den Gruppen mehr, wobei der höchste Mittelwert mit 1,12 mg% in der NaCl-Gruppe gefunden wurde.

24 h nach Reperfusion kam es zu einem deutlichen Anstieg des Serumkreatinins. In der NaCl-Gruppe betrug das Kreatinin jetzt 4,7 mg% im Mittelwert. Dieser Anstieg war mit 3,7 mg% bzw. 3,8 mg% in der Antithrombin-III-(At-III-) und in der C1-Inhibitor-Gruppe signifikant geringer ausgeprägt. Die Heparingruppe lag mit 4,0 mg% jedoch nicht signifikant unter der NaCl-Gruppe. Die Plasminogengruppe unterschied sich mit 4,6 mg% nicht wesentlich von der NaCl-Gruppe.

Nach 36 und 48 h war der Kreatininanstieg mit 5,0 mg% bzw. 4,9 mg% nur noch in der AT-III-Gruppe geringer ausgeprägt als in der

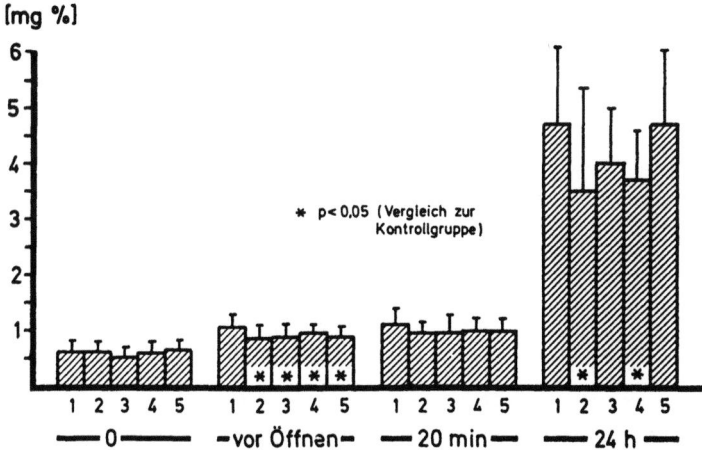

Abb. 10. Verhalten des Serumkreatinins im Verlauf eines ischämischen Nierenversagens bei Ratten in der Kontrollgruppe und den 4 Therapiegruppen präoperativ, vor Wiedereröffnung der Klammerung sowie 20 min und 24 h nach Wiedereröffnung.
1 Kontrolle, *2* Antithrombin III, *3* Heparin, *4* C1-Inhibitor, *5* Plasminogen

NaCl-Gruppe (6,4 mg% bzw. 6,8 mg%). Die anderen 3 Therapiegruppen unterschieden sich nicht von der NaCl-Gruppe – auch nicht die C1-Inhibitor-Gruppe (Abb. 11).

Nach 72 h fanden sich die niedrigsten Mittelwerte ebenfalls in der AT-III-Gruppe mit 3,2 mg% gegenüber 4,6 mg% in der NaCl-Gruppe, was aufgrund der großen Streuung zu diesem Zeitpunkt nicht signigikant war. Nach 168 h war in allen Gruppen der Normbereich wieder erreicht.

Zur Bestimmung der Gerinnungsparameter erfolgten Blutentnahmen vor Versuchsbeginn, vor Öffnen der Klammern und 20 min nach erfolgter Reperfusion sowie 24, 72 und 168 h danach. Dargestellt sind die Unterschiede innerhalb der einzelnen Gruppen im Verhältnis zum Ausgangswert (Markierung innerhalb der Säulen) sowie die Unterschiede zur NaCl-Gruppe zu einem bestimmten Zeitpunkt (Markierung oberhalb der Säulen).

Die Ausgangswerte des Fibrinogens in der C1-Inhibitor-Gruppe lagen leicht über denen der NaCl-Gruppe. Vor Beendigung der 60minütigen Ischämie und nach 20minütiger Reperfusion fiel das Fibrinogen mit Ausnahme der C1-Inhibitor-Gruppe in allen Gruppen signifikant ab. Am Ende der Ischämie lagen die Werte in der Heparin-, C1-Inhibitor- und Plasminogengruppe signifikant über denen der NaCl-Gruppe, 20 min nach Reperfusion nur noch diejenigen der C1-Inhibitor- und Plasmino-

48 Ergebnisse

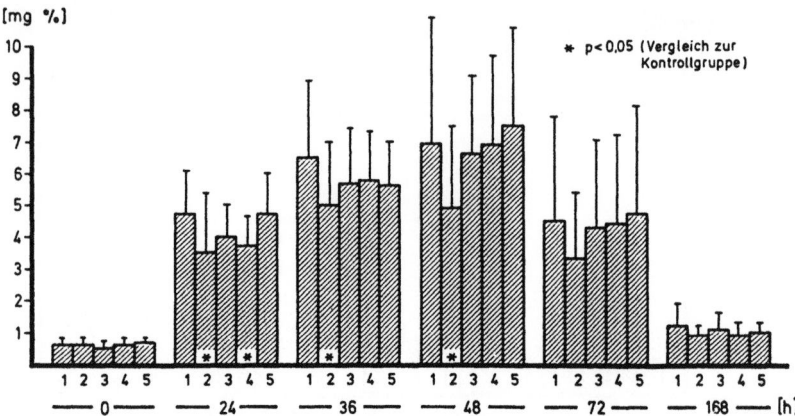

Abb. 11. Verhalten des Serumkreatinins im Verlauf eines ischämischen Nierenversagens bei Ratten in der Kontrollgruppe und den 4 Therapiegruppen präoperativ und 24 h, 36 h, 48 h, 72 h und 168 h nach Wiedereröffnung. *1* Kontrolle, *2* Antithrombin III, *3* Heparin, *4* C1-Inhibitor, *5* Plasminogen

gengruppe (Abb. 12). 24 h nach Reperfusion kam es in allen 5 Grupen zu einem massiven Fibrinogenanstieg, ohne daß zwischen den Gruppen Unterschiede bestanden. Dieser Fibrinogenanstieg blieb bis zum Ende der Beobachtungszeit nachweisbar. Allerdings lag der Mittelwert nach 72 h in der Antithrombin-III-, Heparin- und Plasminogengruppe unter dem Wert der NaCl-Gruppe.

Die Fibrinmonomerkomplexe zeigten vor Öffnen der Klammerung und nach 20minütiger Reperfusion keine Veränderungen weder im Vergleich zum Ausgangswert noch der einzelnen Gruppen untereinander (Abb. 13). Nach 24 h stiegen die Fibrinmonomerkomplexe in allen 5 Gruppen massiv an. Der geringste Anstieg fand sich in der AT-III-Gruppe und v. a. in der C1-Inhibitor-Gruppe, in der der Wert auch signifikant unter dem der NaCl-Gruppe lag.

Nach 72 h waren die Mittelwerte wieder weitgehend auf ihre Ausgangswerte zurückgefallen. Signifikante Veränderungen bestanden zu diesem Zeitpunkt nicht mehr. Nach 168 h wurden die Fibrinmonomere nicht mehr bestimmt.

Die Faktor-VIII-Aktivität konnte nur in der NaCl- und AT-III-Gruppe bei jeweils 15 Tieren gemessen werden. Vor Öffnen der Klammern kam es in der NaCl-Gruppe zu einem signifikanten Faktor-VIII-Abfall auf die Hälfte des Ausgangswertes, nicht dagegen in der AT-III-Gruppe (Abb. 14).

Tierexperimentelle Nierenischämie bei Ratten 49

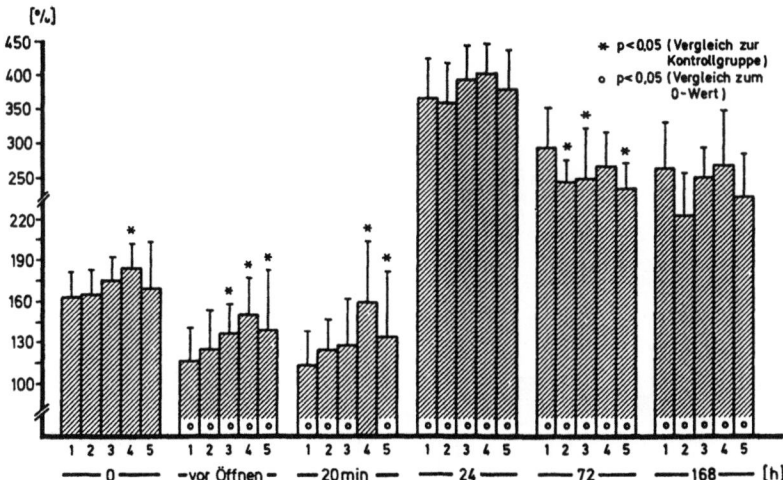

Abb. 12. Verhalten des Fibrinogens im Verlauf eines ischämischen Nierenversagens bei Ratten in der Kontrollgruppe und den 4 Therapiegruppen präoperativ, vor Wiedereröffnung der Klammerung sowie 20 min, 24 h, 72 h und 168 h nach Wiedereröffnung. *1* Kontrolle, *2* Antithrombin III, *3* Heparin, *4* C1-Inhibitor, *5* Plasminogen

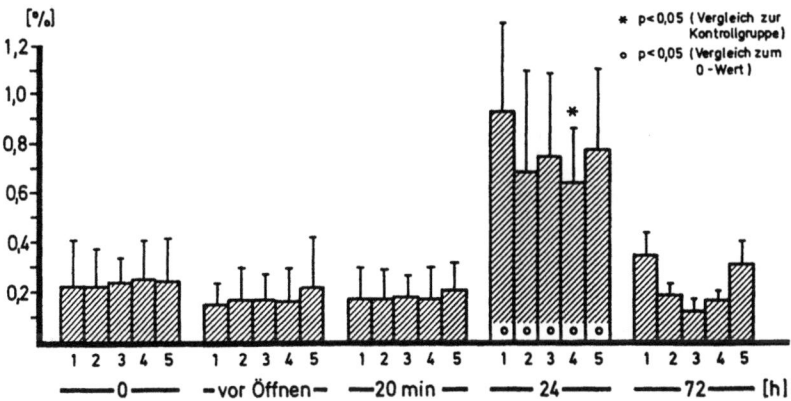

Abb. 13. Verhalten der Fibrinmonomerkomplexe im Verlauf eines ischämischen Nierenversagens bei Ratten in der Kontrollgruppe und den 4 Therapiegruppen präoperativ, vor Wiedereröffnung der Klammerung sowie 20 min, 24 h und 72 h nach Wiedereröffnung. *1* Kontrolle, *2* Antithrombin III, *3* Heparin, *4* C1-Inhibitor, *5* Plasminogen

50 Ergebnisse

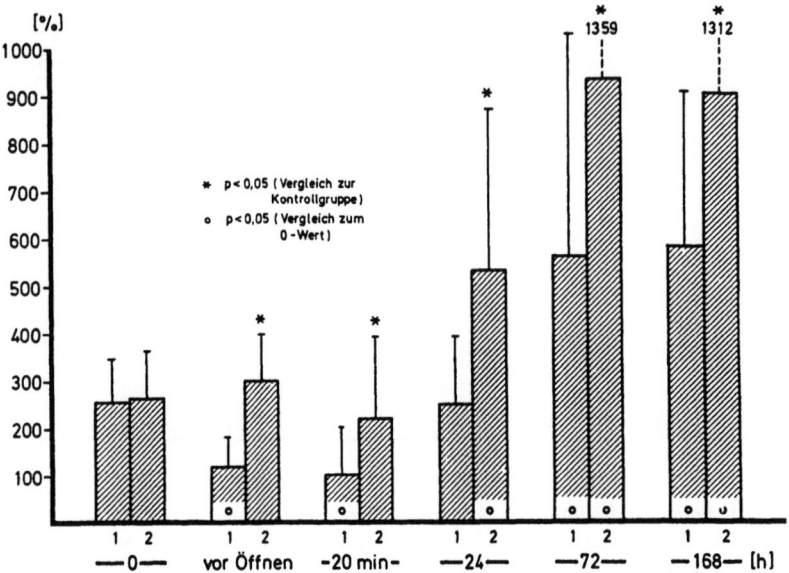

Abb. 14. Verhalten der Faktor-VIII-Aktivität im Verlauf eines ischämischen Nierenversagens bei Ratten in der Konrollgruppe und in der mit Antithrombin III behandelten Gruppe präoperativ, vor Wiedereröffnung der Klammerung sowie 20 min, 24 h, 72 h und 168 h nach Wiedereröffnung. *1* Kontrolle, *2* Antithrombin III

Auch nach 20minütiger Reperfusion bestand dieser Unterschied zwischen den beiden Gruppen weiter. Nach 24 h stieg die Faktor-VIII-Aktivität wieder deutlich an. In der NaCl-Gruppe erreichten die Mittelwerte den Ausgangswert, in der AT-III-Gruppe überstieg der Mittelwert signifikant den Ausgangswert. Nach 72 und 168 h lagen die Werte in beiden Gruppen massiv über den Ausgangswerten. Der Unterschied zwischen AT-III- und NaCl-Gruppe war weiterhin signifikant.

Bei der Bestimmung des AT III bestanden bei den Ausgangswerten keine Unterschiede zwischen den Gruppen. Vor Wiedereröffnung der Klammerung fiel das AT III in allen Gruppen um durchschnittlich 30%-40% ab (Abb. 15). Nur in der AT-III-Gruppe kam es durch Substitution zu einem Anstieg um 31%. Nach 20minütiger Reperfusion erfolgte ein weiterer leichter Abfall der Werte um nochmals 10%-20%. Auch zu diesem Zeitpunkt waren die Werte in der AT-III-Gruppe noch signifikant höher als in den 4 anderen Gruppen. Nach 24 h fanden sich dagegen nur noch in der NaCl- und Plasminogengruppe im Vergleich zum Ausgangswert signifikant erniedrigte Werte. Die Ergebnisse in der AT-

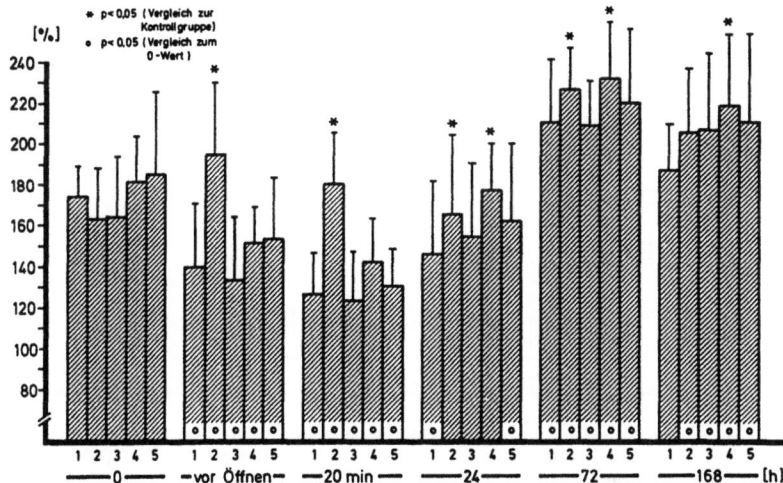

Abb. 15. Verhalten des Antithrombin III im Verlauf eines ischämischen Nierenversagens bei Ratten in der Kontrollgruppe und den 4 Therapiegruppen präoperativ, vor Wiedereröffnung der Klammerung sowie 20 min, 24 h, 72 h und 168 h nach Wiedereröffnung. *1* Kontrolle, *2* Antithrombin III, *3* Heparin, *4* C1-Inhibitor, *5* Plasminogen

III-Gruppe und in der C1-Inhibitor-Gruppe lagen dagegen signifikant über denen der NaCl-Gruppe. Nach 72 h war in allen Gruppen ein starker Anstieg der Werte meßbar, wobei die höchsten Mittelwerte in der AT-III- und in der C1-Inhibitor-Gruppe bestimmt wurden. Der Anstieg betrug in der NaCl-Gruppe 37%, in der Plasminogengruppe 34% und in der Heparingruppe 44%, während er in der C1-Inhibitor-Gruppe um 50% und in der AT-III-Gruppe sogar um 63% anstieg. Nach 168 h lagen mit Ausnahme der NaCl-Gruppe alle Werte noch signifikant über dem Ausgangswert.

Die Antifaktor-Xa-Aktivität fiel vor Öffnen der Klammerung in der C1-Inhibitor-, Plasminogen- und überraschenderweise auch in der Heparingruppe ab, nicht dagegen in der NaCl- und AT-III-Gruppe (Abb. 16). Nach 20minütiger Reperfusion war nur bei den AT-III-Tieren kein Abfall der Antifaktor-Xa-Aktivität nachweisbar. In der Heparin- und Plasminogengruppe lagen die Werte sogar unter den Mittelwerten der NaCl-Gruppe. Nach 24 h fanden sich insgesamt erniedrigte Mittelwerte ohne Unterschiede zwischen den 5 Kollektiven. Nach 72 und 168 h kam es zu einem Wiederanstieg, der in der Heparin- und Plasminogengruppe am geringsten ausgeprägt war.

52 Ergebnisse

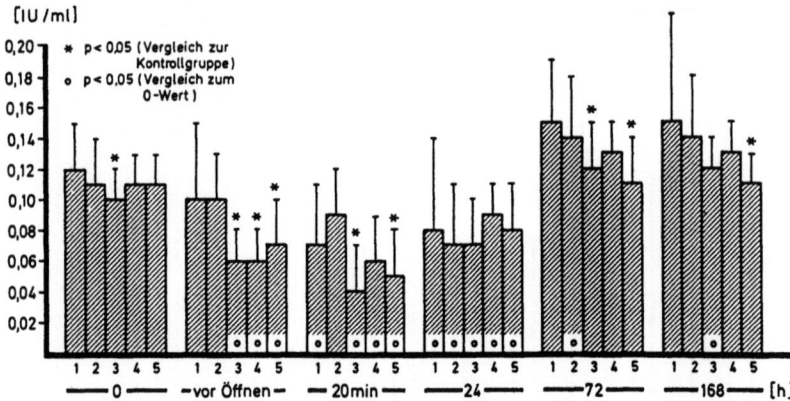

Abb. 16. Verhalten der Antifaktor-X a-Aktivtät im Verlauf eines ischämischen Nierenversagens bei Ratten in der Kontrollgruppe und den 4 Therapiegruppen präoperativ, vor Wiedereröffnung der Klammerung sowie 20 min, 24 h, 72 h und 168 h nach Wiedereröffnung. *1* Kontrolle, *2* Antithrombin III, *3* Heparin, *4* C1-Inhibitor, *5* Plasminogen

Bei der Bestimmung des Plasminogens bestand bei den Ausgangswerten in der C1-Inhibitor-Gruppe ein erniedrigter Mittelwert. Vor Wiedereröffnung der Klammerung und nach 20minütiger Reperfusion kam es in der NaCl- und Heparingruppe zu einem Abfall der Plasminogenwerte, nicht jedoch in der AT-III- und C1-Inhibitor-Gruppe (Abb. 17).

Durch die Substitution fand sich erwartungsgemäß ein massiver Anstieg in der Plasminogengruppe. Nach 24 h erreichten die Plasminogenwerte in allen Gruppen ihren Tiefstand. Unterschiede zwischen den einzelnen Kollektiven bestanden zu diesem Zeitpunkt nicht. Sogar die Plasminogengruppe unterschied sich trotz der Therapie nicht mehr von den anderen Kollektiven.

Nach 72 und 168 h erfolgte eine Normalisierung der Plasminogenwerte. Lediglich in der NaCl-Gruppe war nach 168 h noch ein leicht erniedrigter Wert nachweisbar.

Das α_2-Antiplasmin fiel in der NaCl- und C1-Inhibitor-Gruppe vor Wiedereröffnen der Klammerung ab. In der C1- und Plasminogengruppe lagen die Werte signifikant über denen der Kontrollgruppe. Die Werte in der AT-III- und Heparingruppe veränderten sich nicht (Abb. 18). Der fehlende Unterschied zu der NaCl-Gruppe beruht auf den niedrigen Ausgangswerten dieser beiden Gruppen. Nach 20minütiger Reperfusion fand sich nur in der AT-III-Gruppe kein Abfall gegenüber dem Ausgangswert.

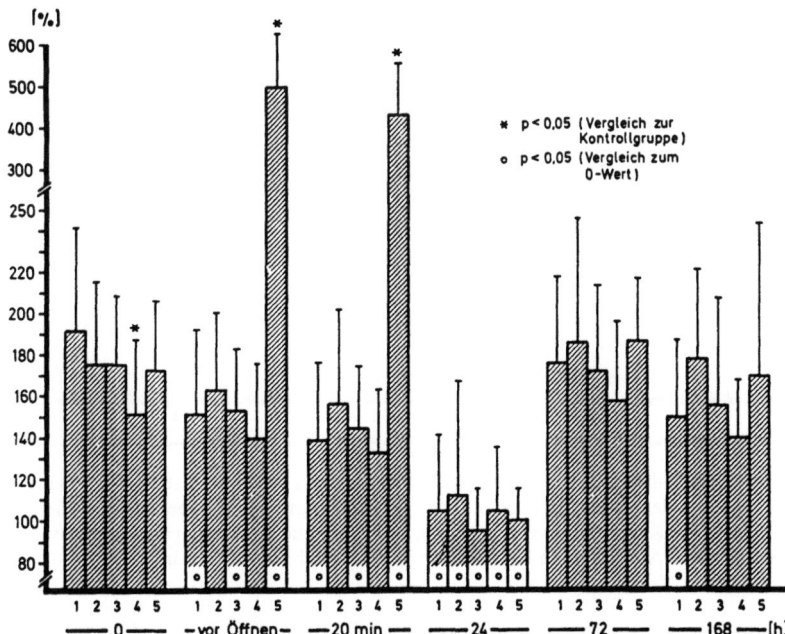

Abb. 17. Verhalten des Plasminogens im Verlauf eines ischämischen Nierenversagens bei Ratten in der Kontrollgruppe und den 4 Therapiegruppen präoperativ, vor Wiedereröffnung der Klammerung sowie 20 min, 24 h, 72 h und 168 h nach Wiedereröffnung. *1* Kontrolle, *2* Antithrombin III, *3* Heparin, *4* C1-Inhibitor, *5* Plasminogen

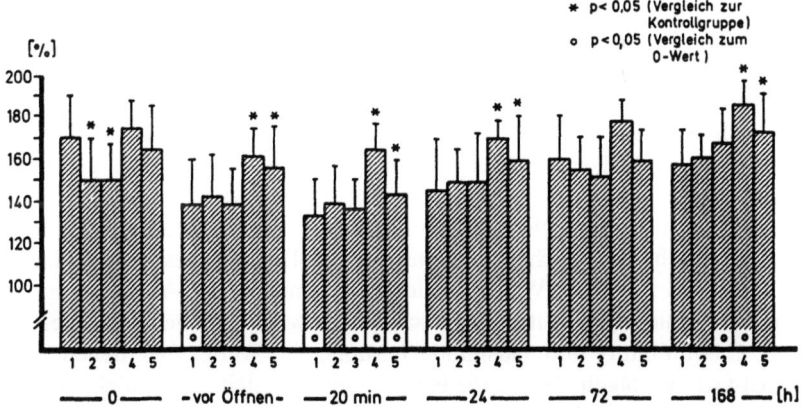

Abb. 18. Verhalten des α_2-Antiplasmins im Verlauf eines ischämischen Nierenversagens bei Ratten in der Kontrollgruppe und den 4 Therapiegruppen präoperativ, vor Wiedereröffnung der Klammerung sowie 20 min, 24 h, 72 h und 168 h nach Wiedereröffnung. *1* Kontrolle, *2* Antithrombin III, *3* Heparin, *4* C1-Inhibitor, *5* Plasminogen

54 Ergebnisse

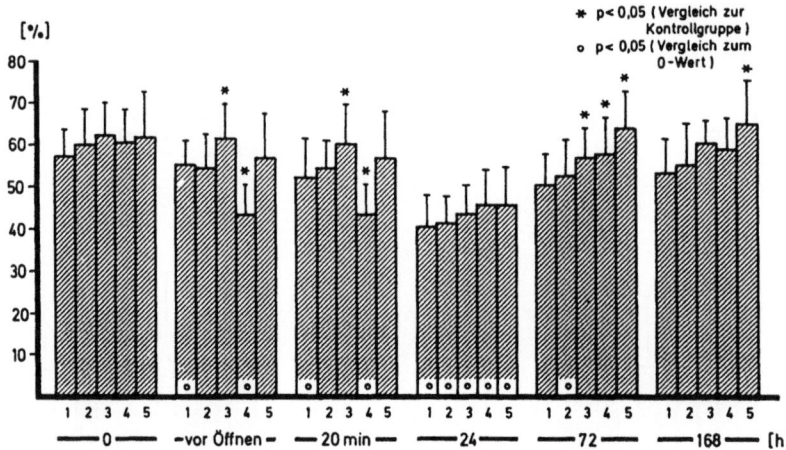

Abb. 19. Verhalten des Prekallikreins im Verlauf eines ischämischen Nierenversagens bei Ratten in der Kontrollgruppe und den 4 Therapiegruppen präoperativ, vor Wiedereröffnung der Klammerung sowie 20 min, 24 h, 72 h und 168 h nach Wiedereröffnung. *1* Kontrolle, *2* Antithrombin III, *3* Heparin, *4* C1-Inhibitor, *5* Plasminogen

Nach 24 h bestand nur noch in der NaCl-Gruppe ein signifikant erniedrigter Mittelwert. Alle anderen Kollektive unterschieden sich nicht mehr vom Ausgangswert.

Nach 72 h und 168 h war das α_2-Antiplasmin in der C1-Inhibitor-Gruppe über den Ausgangswert hinaus angestiegen, nach 168 h auch in der Heparingruppe.

Das Prekallikrein fiel vor Wiederöffnen der Klammerung und nach 20minütiger Reperfusion in der NaCl- und – therapiebedingt noch wesentlich deutlicher – in der C1-Inhibitor-Gruppe ab. Die Werte der Heparingruppe lagen zu diesem Zeitpunkt über denen der NaCl-Gruppe (Abb. 19).

Nach 24 h fanden sich insgesamt erniedrigte Prekallikreinwerte, ohne daß Unterschiede zwischen den einzelnen Kollektiven bestanden. Nach 72 h kam es zu einem Wiederanstieg, wobei nur in der AT-III-Gruppe noch ein erniedrigter Mittelwert nachweisbar war, während in der Heparin-, C1-Inhibitor- und Plasminogengruppe die Werte über denen der NaCl-Gruppe lagen. Nach 168 h unterschieden sich die Kollektive im Verhältnis zu ihren Ausgangswerten nicht mehr. Der Mittelwert der Plasminogen-Gruppe lag jedoch noch signifikant über dem Wert der NaCl-Gruppe.

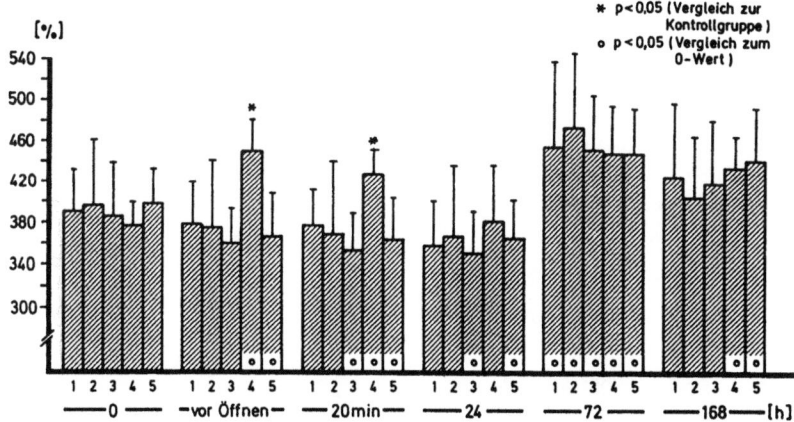

Abb. 20. Verhalten der Kallikreininhibition im Verlauf eines ischämischen Nierenversagens bei Ratten, in der Konrollgruppe und den 4 Therapiegruppen präoperativ, vor Wiedereröffnung der Klammerung sowie 20 min, 24 h, 72 h und 168 h nach Wiedereröffnung. *1* Kontrolle, *2* Antithrombin III, *3* Heparin, *4* C1-Inhibitor, *5* Plasminogen

Die Kallikreininhibition stieg substitutionsbedingt vor Wiedereröffnen der Klammerung und nach 20minütiger Reperfusion in der C1-Inhibitor-Gruppe signifikant an. Zu den Zeitpunkten vor Öffnen und 20min nach Reperfusion war die Kallikreininhibition in der Plasminogengruppe signifikant abgefallen, zum Zeitpunkt 20 min nach Reperfusion auch in der Heparingruppe (Abb. 20). Nach 24 h fanden sich erniedrigte Werte in

Tabelle 6. Blutgerinnungs- und Fibrinolyseparameter bei 37 Patienten vor und nach der 1. Cyclosporin-A-Gabe

		vor Cyclosporin A	nach Cyclosporin A
Fibrinogen	mg/dl	321 ± 81	291 ± 81
Fibrinmonomere	[%]	0,42 ± 0,30	0,41 ± 0,33
Faktor VIII	[%]	233 ± 113	297 ± 118[a]
Antifaktor Xa	U/ml	0,052 ± 0,042	0,018 ± 0,017[b]
Antithrombin III	[%]	112 ± 20	99 ± 17[b]
Plasminogen	[%]	103 ± 18	98 ± 18
α_2-Antiplasmin	[%]	112 ± 22	98 ± 20[b]
Kallikreininhibition	[%]	123 ± 38	107 ± 31[b]
Prekallikrein	[%]	92 ± 29	85 ± 31

[a] $p < 0,05$; [b] $p < 0,01$.

der Plasminogen- und Heparingruppe, während sich die C1-Inhibitor-Gruppe trotz der Therapie nicht mehr von der NaCl-Gruppe und den Ausgangswerten unterschied. Nach 72 h kam es in allen Gruppen zu einem Anstieg der Mittelwerte auf ein ähnlich hohes Niveau. Nach 168 h fanden sich nur noch in der C1-Inhibitor- und Plasminogengruppe erhöhte Werte, während sich die Werte in allen anderen Kollektiven normalisiert hatten.

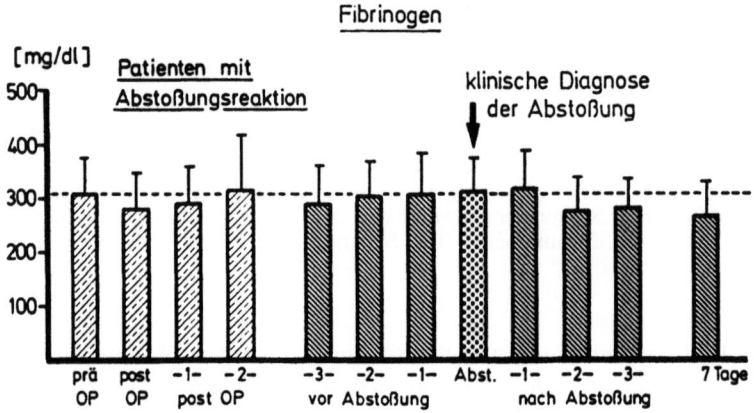

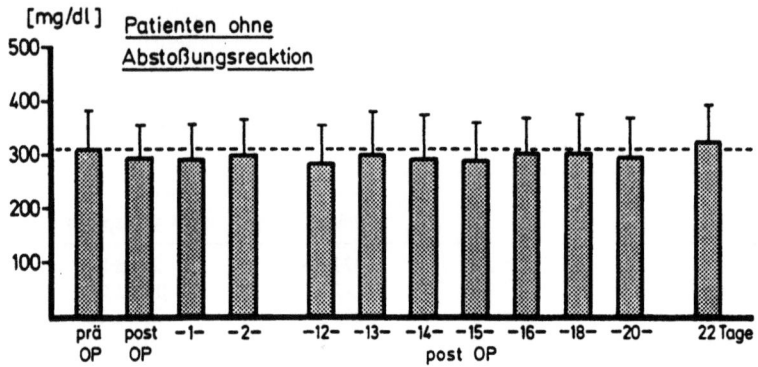

Abb. 21. Fibrinogen und Fibrinmonomere bei Patienten nach Nierentransplantationen mit Abstoßungsreaktion (n = 27) und ohne Abstoßungsreaktion (n = 34)

3.5 Patienten nach Nierentransplantationen

3.5.1 Ergebnisse bei Patienten mit und ohne Abstoßungsreaktionen

Zunächst wurden Gerinnungsparameter bei 37 Patienten ausgewertet, bei denen präoperativ vor und nach der 1. Cyclosporin-A-Dosis Blut entnommen wurde. Fibrinogen, Fibrinmonomerkomplexe, Plasminogen und Prekallikrein veränderten sich dabei nicht. Dagegen kam es nach der Gabe des Cyclosporin A zu einem deutlichen Anstieg der Faktor-VIII-Aktivität sowie zu einem signifikanten Abfall der Antithrombin-III-, der Anti-Faktor-Xa-, der α_2-Antiplasminaktivität sowie der Kallikreininhibition (Tabelle 6).

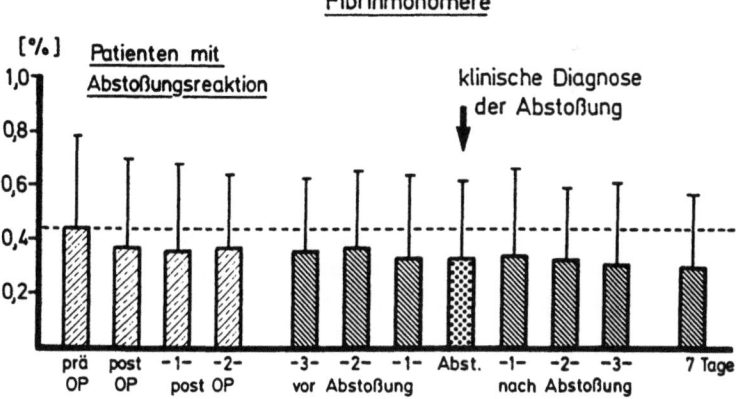

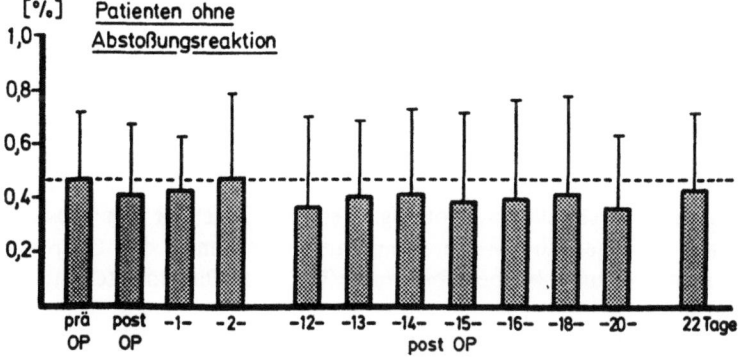

Abb. 21.

Bei der Auswertung des Fibrinogens in den Patientengruppen mit bzw. ohne Abstoßungsreaktion fanden sich keine wesentlichen Unterschiede. Das Fibrinogen veränderte sich weder signifikant in den jeweiligen Gruppen noch unterschieden sich die beiden Patientengruppen voneinander (Abb. 21). Einen ähnlichen Verlauf zeigte das Verhalten der Fibrinmonomerkomplexe. Sie veränderten sich zu keinem Zeitpunkt signifikant. Unterschiede zwischen den Gruppen mit und ohne Abstoßungsreaktion traten nicht auf (Abb. 21).

Die Faktor-VIII-Aktivität stieg in beiden Gruppen nach der Transplantation an (Abb. 22). Zwei Tage vor der Diagnose einer Abstoßung kam es zu einem signifikanten Anstieg der Faktor-VIII-Aktivität gegenüber dem präoperativen Wert, 1 Tag vor der Abstoßung auch gegenüber dem 2. postoperativen Tag. Am Tag der Diagnose der Abstoßung lagen die Werte signifikant über den entsprechenden Werten der Patienten ohne Abstoßungsreaktion. Die Patienten ohne Abstoßung wiesen ebenfalls einen Anstieg der Faktor-VIII-Aktivität auf, der aber nicht die Ausprägung der Werte der Patienten mit Abstoßung erreichte. Aufgrund der großen Streuung der Werte bestand nur am Tag der Abstoßungsdiagnose sowie 2 Tage danach ein signifikanter Unterschied (Abb. 22).

Trotz der durchgeführten subkutanen Heparintherapie lag der Mittelwert der Antifaktor-Xa-Aktivität nicht über 0,1 Antifaktor-Xa-Einheiten pro ml. Bei den Patienten mit Abstoßungsreaktionen fand sich nur zu 2 Zeitpunkten ein Wert, der über dem Ausgangswert vor der 1. Heparinapplikation lag, während bei den Patienten ohne Abstoßung ab dem 12. postoperativen Tag ein Anstieg der Aktivität über den Ausgangswert meßbar war (Abb. 23). Am Tag der Abstoßungsdiagnose lag die Antifaktor-Xa-Aktivität signifikant unter dem Mittelwert der Gruppe ohne Abstoßungsreaktion.

Das Antithrombin III fiel in beiden Gruppen in ähnlichem Ausmaß während der ersten postoperativen Tage signifikant ab (Abb. 23). Im weiteren postoperativen Verlauf kam es zu einem Wiederanstieg der Werte über den Ausgangswert hinaus, der bis zum Ende der Beobachtungszeit signifikant erhöht blieb. Dieser Anstieg war in der Gruppe mit Abstoßungsreaktionen deutlich stärker ausgeprägt, wobei die Werte bei den Patienten mit vaskulärer Abstoßung im Mittel 10%–15% höher anstiegen als bei interstitieller Abstoßung. Bereits 3 Tage vor der Abstoßungsdiagnose lagen die Werte signifikant über denen der Gruppe ohne Abstoßung und blieben bis zum Tag der Diagnosestellung erhöht (Abb. 23).

Das Plasminogen verhielt sich bei Patienten mit und ohne Abstoßung im Beobachtungszeitraum ähnlich. In beiden Gruppen kam es postope-

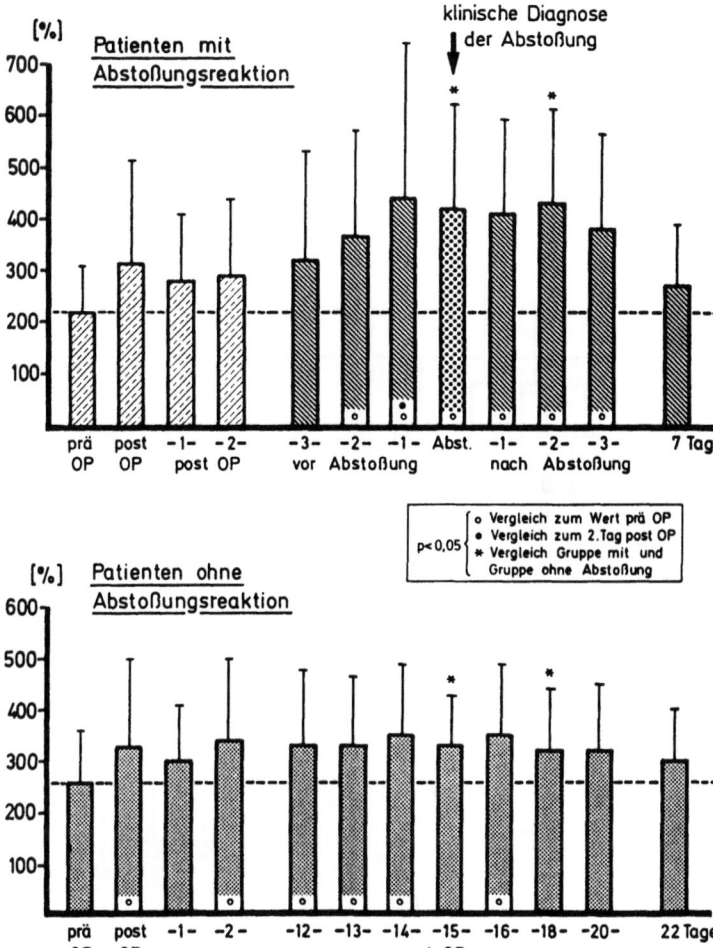

Abb. 22. Faktor-VIII-Aktivität bei Patienten nach Nierentransplantationen mit Abstoßungsreaktion (n=27) und ohne Abstoßungsreaktion (n=34)

rativ zu einem Plasminogenabfall und anschließend zu einem Wiederanstieg auf die präoperativen Werte (Abb. 24).

Ein unterschiedlicher Verlauf fand sich dagegen bei der α_2-Antiplasmin-Aktivität. Der α_2-Antiplasmin-Spiegel fiel bei den Patienten ohne Abstoßung postoperativ und am 1. postoperativen Tag signifikant ab, nicht jedoch bei den Patienten mit späterer Abstoßung.

60 Ergebnisse

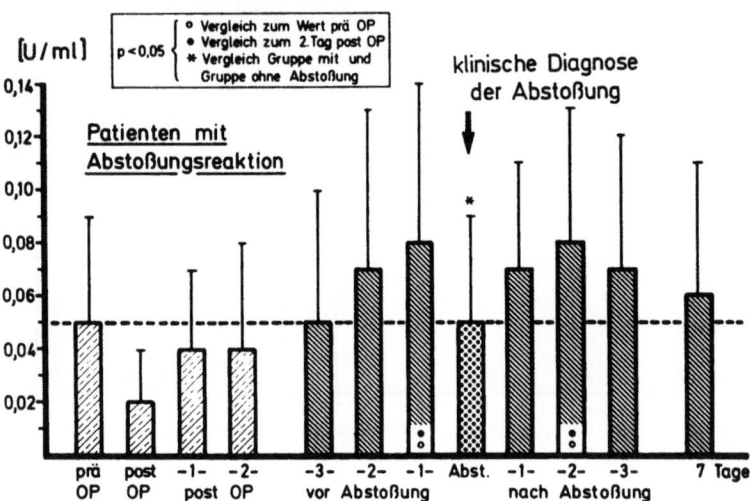

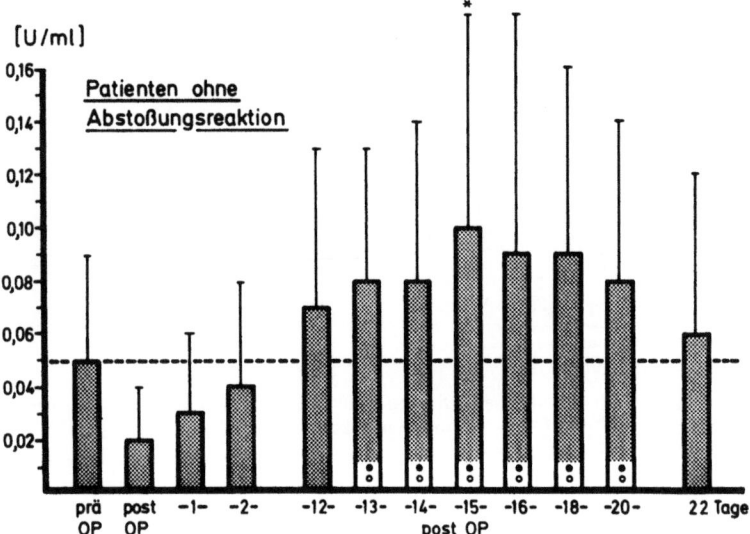

Abb. 23. Antifaktor-Xa- und Antithrombin-III-Aktivität bei Patienten nach Nierentransplantationen mit Abstoßungsreaktion (n=27) und ohne Abstoßungsreaktion (n=34)

Ergebnisse bei Patienten mit und ohne Abstoßungsreaktionen 61

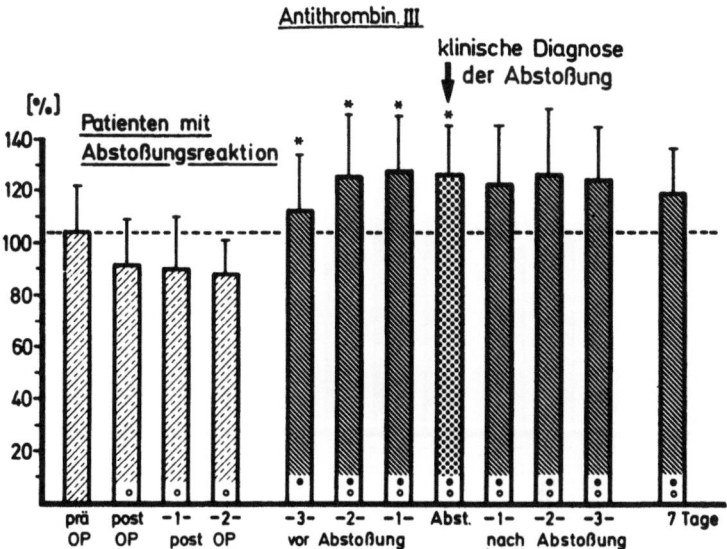

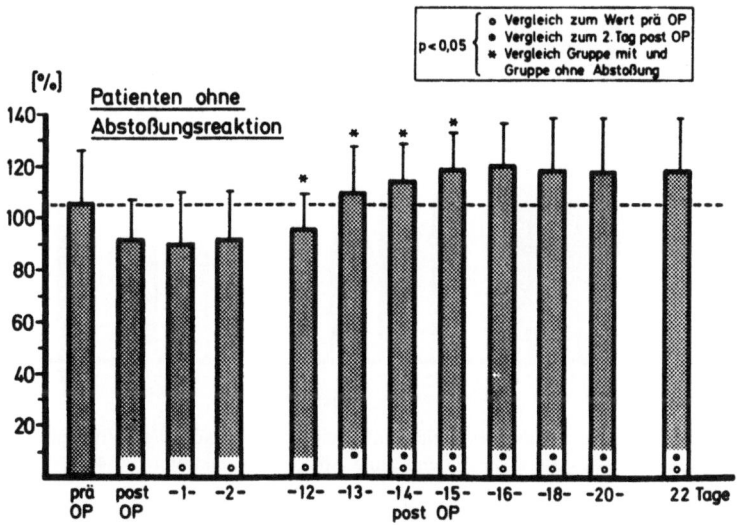

Abb. 23.

62 Ergebnisse

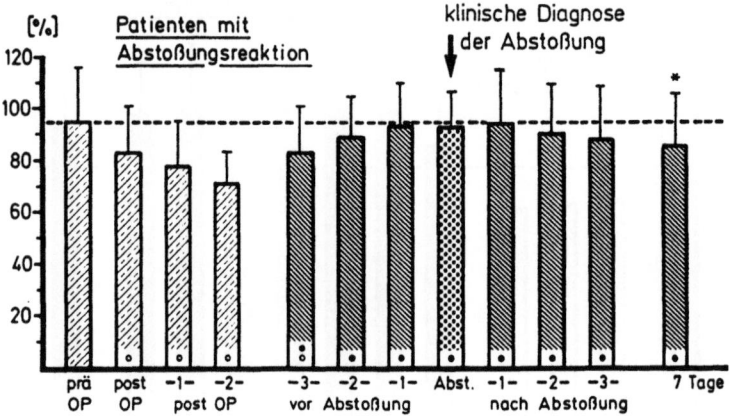

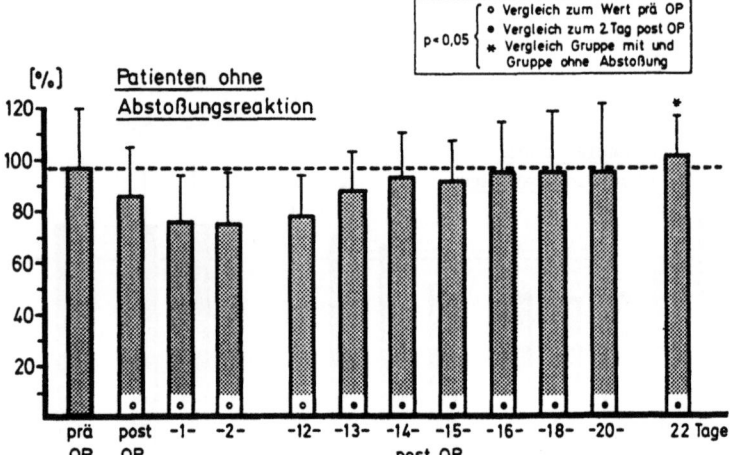

Abb. 24. Plasminogen und α_2-Antiplasmin bei Patienten nach Nierentransplantationen mit Abstoßungsreaktion (n=27) und ohne Abstoßungsreaktion (n=34)

Ergebnisse bei Patienten mit und ohne Abstoßungsreaktionen 63

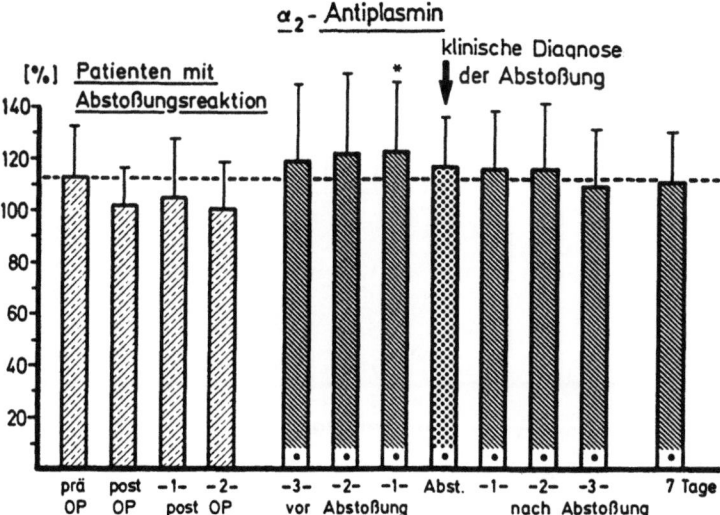

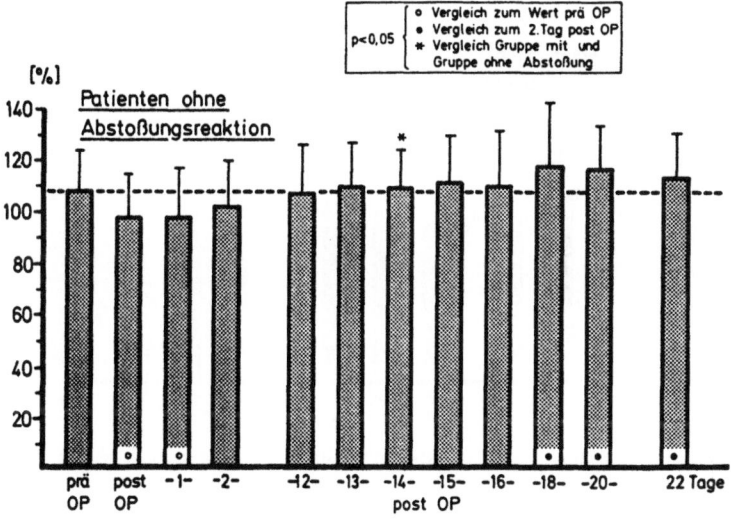

Abb. 24.

64 Ergebnisse

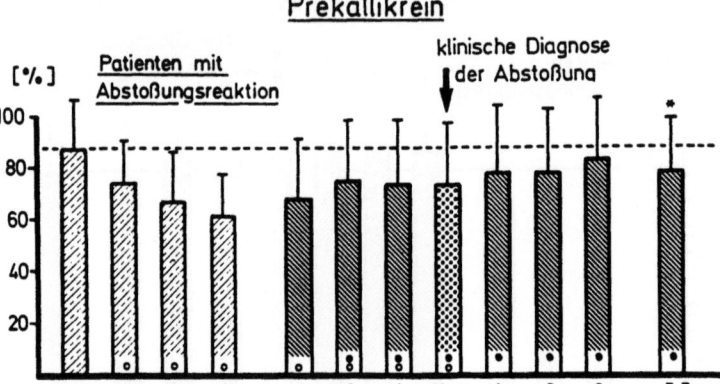

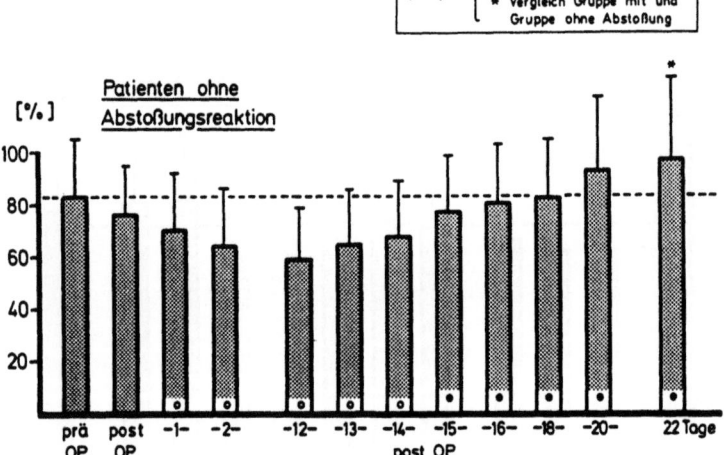

Abb. 25. Prekallikrein und Kallikreininhibition bei Patienten nach Nierentransplantationen mit Abstoßungsreaktion (n = 27) und ohne Abstoßungsreaktion (n = 34)

Ergebnisse bei Patienten mit und ohne Abstoßungsreaktionen 65

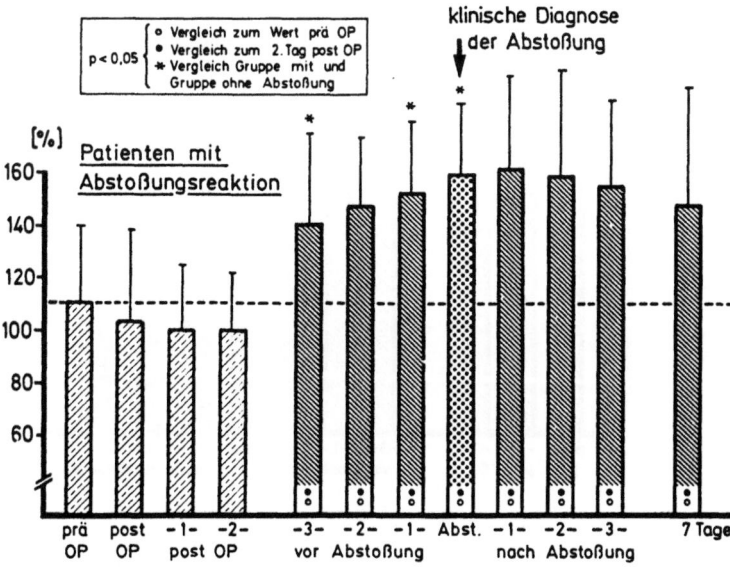

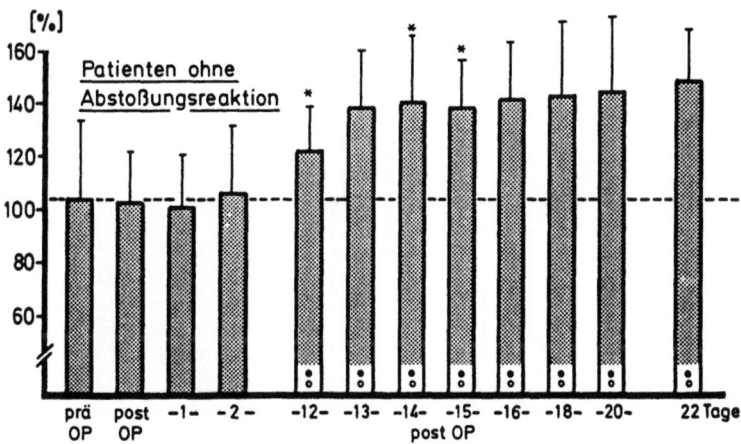

Abb. 25.

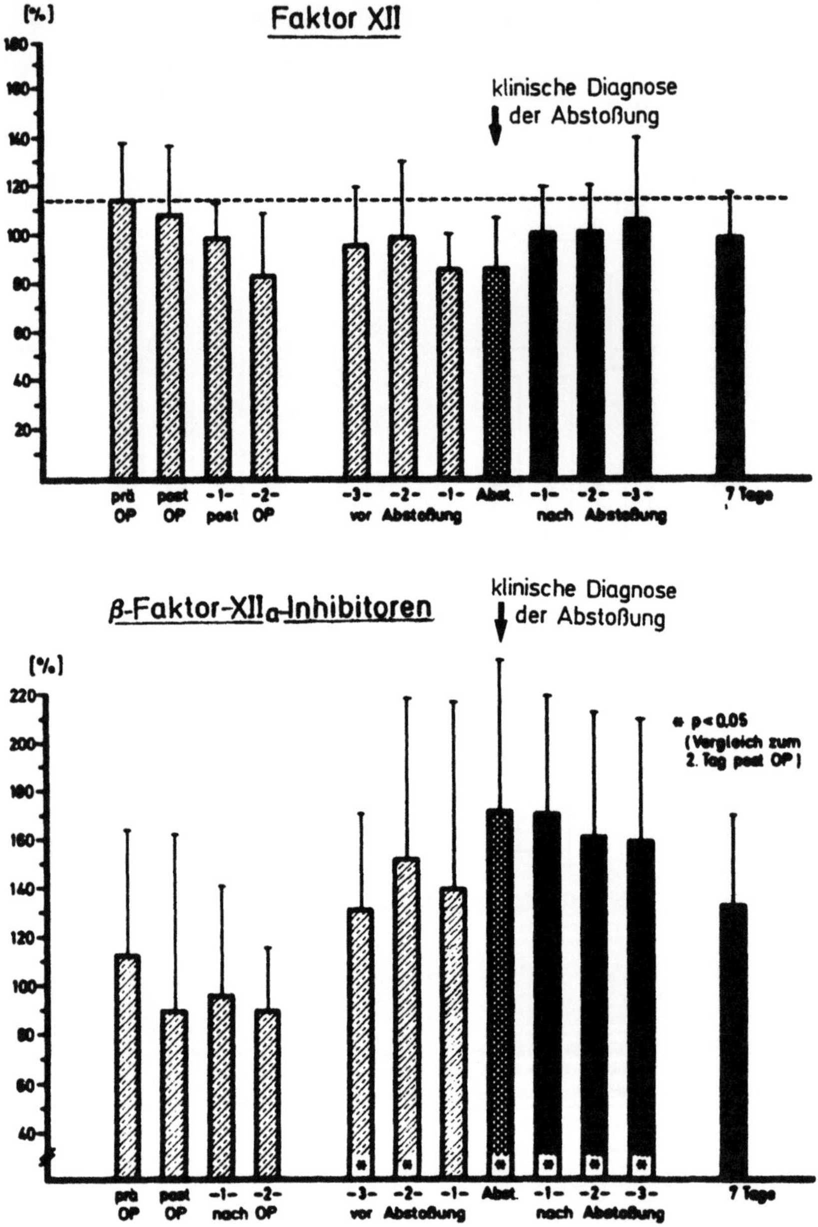

Abb. 26. Faktor-XII-Aktivität, β-Faktor-XIIa-Inhibition des α_1-Antitrypsins und des α_2-Makroglobulins bei 10 Patienten nach Nierentransplantation mit Abstoßungsreaktion

Ergebnisse bei Patienten mit und ohne Abstoßungsreaktionen

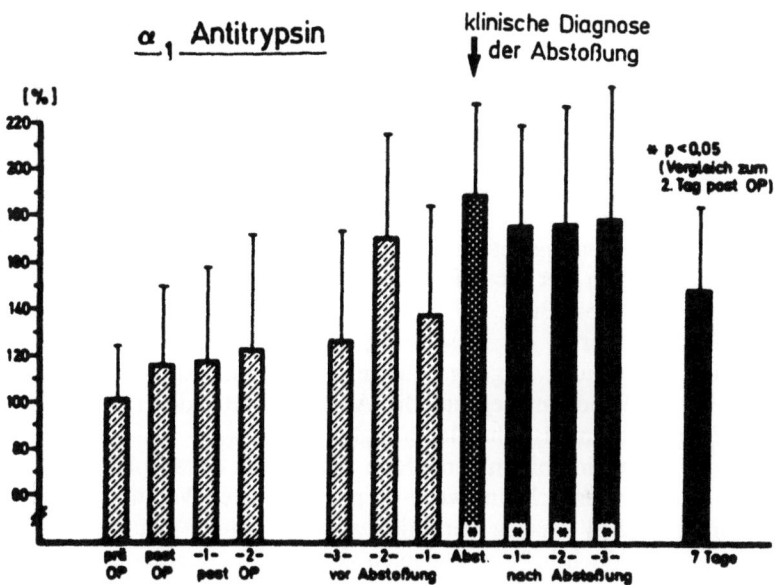

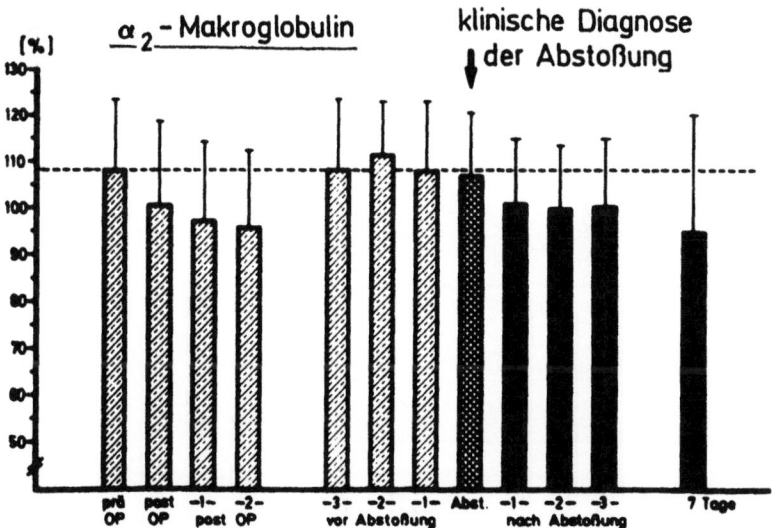

Abb. 26.

Drei Tage vor der Diagnose einer Abstoßung kam es zu einem signifikanten Anstieg der Werte, der bis zum 2. Tag nach Auftreten der Abstoßung bestehen blieb. Am ausgeprägtesten war dies bei den Patienten mit vaskulärer Abstoßung, bei denen das α_2-Antiplasmin in den 3 Tagen vor der Abstoßung im Mittel um 10%–20% höher lag als bei den interstitiellen Abstoßungen. Ein Anstieg in der Gruppe der Patienten ohne Abstoßung fand sich später und nicht so ausgeprägt (Abb. 24).

Bei der Bestimmung des Prekallikreins zeigte sich am letzten Beobachtungszeitpunkt in der Abstoßungsgruppe ein höherer Wert als in der Gruppe ohne Abstoßung. In beiden Gruppen kam es postoperativ zu einem Abfall, der in der Abstoßungsgruppe schon direkt postoperativ signifikant und auch insgesamt ausgeprägter war. Der weitere Verlauf zeigte einen Wiederanstieg auf die Ausgangswerte, der in der Abstoßungsgruppe ebenfalls schneller erfolgte (Abb. 25).

Die Kallikreininhibition veränderte sich in den ersten postoperativen Tagen nicht wesentlich. Im weiteren postoperativen Verlauf kam es zu einem deutlichen Anstieg der Mittelwerte in beiden Gruppen. Dieser Anstieg war jedoch bei den Patienten mit Abstoßungsreaktionen stärker ausgeprägt als bei den Patienten ohne Abstoßungsreaktionen. Drei bzw. 1 Tag vor sowie am Tag der Abstoßung unterschieden sich die beiden Gruppen signifikant voneinander (Abb. 25).

Die folgenden Parameter konnten nur bei 10 Patienten mit einer Abstoßungsreaktion bestimmt werden. Die Faktor-XII-Aktivität verän-

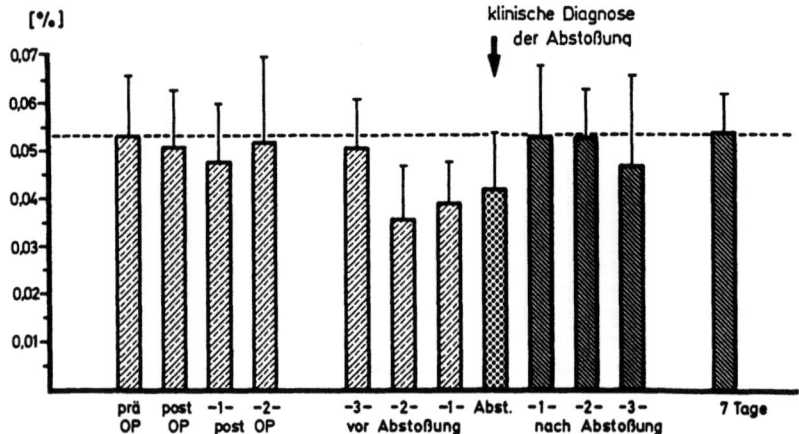

Abb. 27. Kallikreinähnliche Aktivität bei 10 Patienten nach Nierentransplantation mit Abstoßungsreaktion

derte sich im Verlauf der Beobachtungszeit nicht. Dagegen kam es 3 und 2 Tage vor der Diagnose der Abstoßung zu einem signifikanten Anstieg der β-Faktor-XIIa-Inhibition, der während der 1. Woche danach bestehen blieb (Abb. 26).

Das α_1-Antitrypsin stieg mit dem Tag der Diagnosestellung der Abstoßung an und blieb die 7 folgenden Tage erhöht. Keine Veränderungen zeigten sich bei der Bestimmung des α_2-Makroglobulins (Abb. 26) und der kallikreinähnlichen Aktivität (Abb. 27).

3.5.2 Auswirkung einer Antithrombin-III-Therapie

In einer 2. Untersuchung wurde der Einfluß einer Antithrombin-III-Therapie untersucht und mit einem Kontrollkollektiv verglichen. 14 Patienten erhielten dabei eine Spülung der zu transplantierenden Niere mit 2000 E Antithrombin III (AT III), bei 15 weiteren Patienten wurde neben dieser Spülung eine zusätzliche intravenöse Antithrombin-III-Therapie über eine Dauer von $10,2 \pm 6,7$ Tage durchgeführt. In den Therapiegruppen unterschied sich die Dauer der Oligoanurie sowie die Anzahl der Hämofiltrationen nicht von dem Kontrollkollektiv (Tabelle 7).

Allerdings kam es zu einer unterschiedlichen Häufigkeit von diagnostizierten Abstoßungsreaktionen. In der Kontrollgruppe fand sich bei 12 von 22 Patienten eine Abstoßung, in der Gruppe mit einer Antithrombin-III-Spülung bei 5 von 14 Patienten und in der Gruppe mit einer Antithrombin-III-Spülung und intravenösen Therapie bei nur 3 von 15 Patienten (Tabelle 7). Der Unterschied zwischen der intravenösen Antithrombin-III-Gruppe und der Kontrollgruppe war signifikant ($p = 0,047$).

Tabelle 7. Anzahl der Tage mit Oligurie/Anurie, der notwendigen Hämofiltrationen und der Abstoßungsreaktionen bei Patienten nach Nierentransplantation in der Kontrollgruppe sowie in der Gruppe mit AT-III-Spülung und mit AT-III-Spülung und Therapie

	Kontrolle (n = 22)	AT-III-Spülung (n = 14)	AT-III-Spülung und i. v.-Therapie (n = 15)
Oligoanurie	12,3	11,4	10,3
(Tage)	10,6	6,3	8,1
Hämofiltration	5,5	5,0	4,3
(n)	4,4	2,8	3,5
Abstoßungen (n)	12	5	3[a]

[a] $p < 0,05$.

70 Ergebnisse

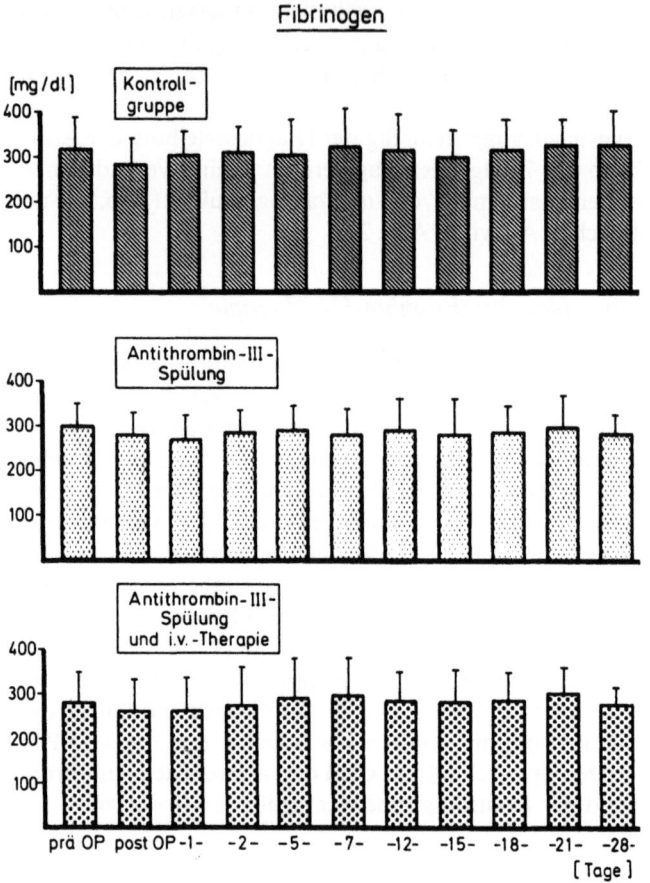

Abb. 28. Verhalten des Fibrinogens und der Fibrinmonomere bei Patienten nach Nierentransplantation in der Kontrollgruppe (n=22) sowie in den Gruppen mit AT-III-Spülung (n=14) und mit AT-III-Spülung und Therapie (n=15)

Ein Einfluß der durchgeführten Therapieformen auf das Verhalten des Fibrinogens konnte erwartungsgemäß nicht nachgewiesen werden. Innerhalb der 3 Gruppen kam es zu keinen wesentlichen Fibrinogenveränderungen. Signifikante Unterschiede zwischen den Gruppen bestanden ebenfalls zu keinem Zeitpunkt (Abb. 28).

Ein ähnliches Ergebnis fand sich bei den Fibrinmonomerkomplexen, die keine Veränderungen zwischen den 3 Gruppen aufwiesen. Verände-

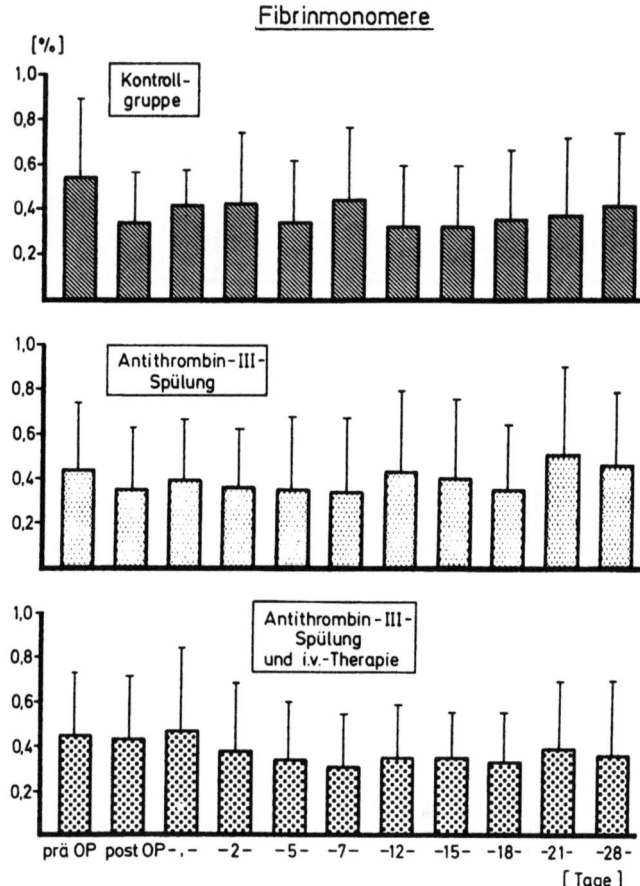

Abb. 28.

rungen innerhalb einer Gruppe bestanden nur in der Kontrollgruppe, in der ein leichter Abfall meßbar war (Abb. 28).

Die Faktor-VIII-Aktivität stieg in der Kontrollgruppe und in der Gruppe mit ausschließlicher Antithrombin-III-Spülung am 1. bzw. 2. postoperativen Tag an und blieb bis zum 21. postoperativen Tag signifikant erhöht. In der Gruppe mit zusätzlicher intravenöser Antithrombin-III-Therapie konnte dieser Anstieg in den ersten 5 postoperativen Tagen verhindert werden. Hier kam es erst am 7. postoperativen Tag zu einem Anstieg der Werte, der bis zum 18. postoperativen Tag bestehen blieb (Abb. 29).

72 Ergebnisse

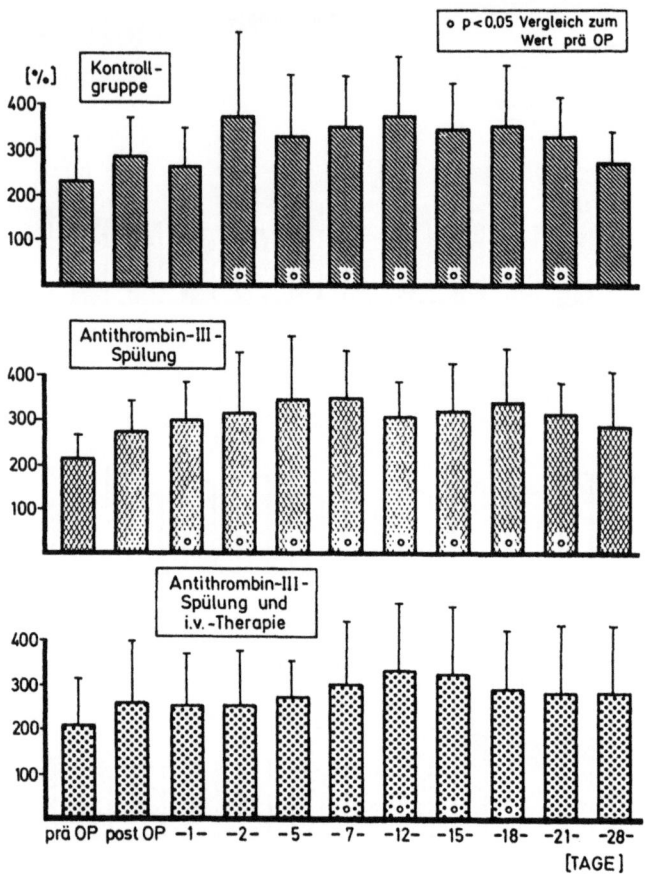

Abb. 29. Verhalten der Faktor-VIII-Aktivität bei Patienten nach Nierentransplantation in der Kontrollgruppe (n = 22) sowie in den Gruppen mit AT-III-Spülung (n = 14) und mit AT-III-Spülung und Therapie (n = 15)

In der Kontrollgruppe kam es wie schon bei der vorausgegangenen Studie nicht zu einem wesentlichen Anstieg der Antifaktor-Xa-Aktivität. Direkt postoperativ fiel die Antifaktor-Xa-Aktivität darüber hinaus signifikant ab.

In der Gruppe mit einer AT-III-Spülung fand sich dagegen ab dem 15. postoperativen Tag ein Anstieg der Werte. In der zusätzlich intravenös mit AT III behandelten Gruppe stieg die Antifaktor-Xa-Aktivität vom 5. bis zum 15. postoperativen Tag signfikant an (Abb. 30).

Bei der Bestimmung des Antithrombin III kam es in der Kontrollgruppe und in der Gruppe mit ausschließlicher Antithrombin-III-Spülung zu einem signifikanten Abfall der direkt postoperativen Werte sowie der Werte des 1. und 2. postoperativen Tages. Mit der Antithrombin-III-Therapie konnte dieser Abfall verhindert werden. Ab dem 5. postoperativen Tag kam es zu einem Wiederanstieg der Werte in der intravenös mit AT III behandelten Gruppe, der bis zum 21. postoperativen Tag signifikant blieb (Abb. 30). In der Antithrombin-III-Spülungsgruppe fand sich ab dem 12. postoperativen Tag ein Anstieg der Werte über den Ausgangswert hinaus, während in der Kontrollgruppe zu keinem Zeitpunkt ein Anstieg über die Ausgangswerte hinaus erfolgte (Abb. 30).

Das Plasminogen fiel in der Kontrollgruppe am 1., 2. und 5. postoperativen Tag gegenüber dem Ausgangswert signifikant ab. In den beiden Therapiegruppen fand sich nur am 1. und 2. postoperativen Tag ein Abfall der Plasminogenwerte. Weitere Unterschiede ergaben sich nicht (Abb. 31).

Die α_2-Antiplasmin-Aktivität fiel in der intravenös mit Antithrombin III behandelten Gruppe postoperativ ab und lag am 1. und 2. postoperativen Tag signifikant unter den Werten der Kontrollgruppe. Danach kam es zu einem Wiederanstieg der Werte. In der Kontrollgruppe fiel das α_2-Antiplasmin direkt postoperativ ab und stieg anschließend wieder an. Am 12. und 15. Tag lagen die Werte über dem Ausgangswert. Keine Unterschiede fanden sich in der Antithrombin-III-Spülungsgruppe (Abb. 31).

Nur geringe Unterschiede bestanden zwischen den 3 Gruppen bei der Bestimmung des Prekallikreins. In allen 3 Gruppen kam es zu einem deutlichen Abfall in den ersten 5 postoperativen Tagen. Dieser Abfall war in der intravenös mit AT III behandelten Gruppe am stärksten ausgeprägt, wobei die Werte am 5. und 7. postoperativen Tag unter denen der Kontrollgruppe lagen. Danach erfolgte ein Wiederanstieg auf die Ausgangswerte (Abb. 32).

Unterschiede bestanden bei der Bestimmung der Kallikreininhibition zwischen den Gruppen. In der Gruppe mit intravenöser AT-III-Therapie fiel die Kallikreininhibition postoperativ ab und lag am 2., 5. und 7. postoperativen Tag signifikant unter denen der Kontrollgruppe.

In den anderen beiden Gruppen kam es nur zu einem leichten, nicht signifikanten Abfall der Kallikreininhibition in den ersten 2 postoperativen Tagen. Anschließend erfolgte in allen 3 Gruppen ein Anstieg der Mittelwerte über den Ausgangswert hinaus, der am stärksten in der Kontrollgruppe ausgeprägt war (Abb. 32). Dieser Anstieg der Werte bestand bis zum Ende der Beobachtungszeit.

74 Ergebnisse

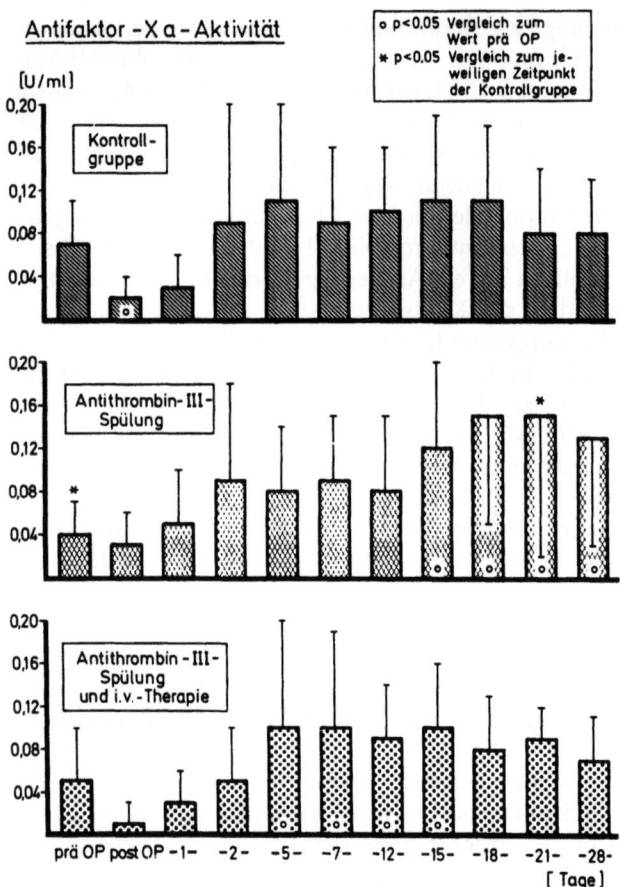

Abb. 30. Verhalten der Antifaktor-Xa- und Antithrombin-III-Aktivität bei Patienten nach Nierentransplantation in der Kontrollgruppe (n = 22) sowie in den Gruppen mit AT-III-Spülung (n = 14) und mit AT-III-Spülung und Therapie (n = 15)

Auswirkung einer Antithrombin-III-Therapie 75

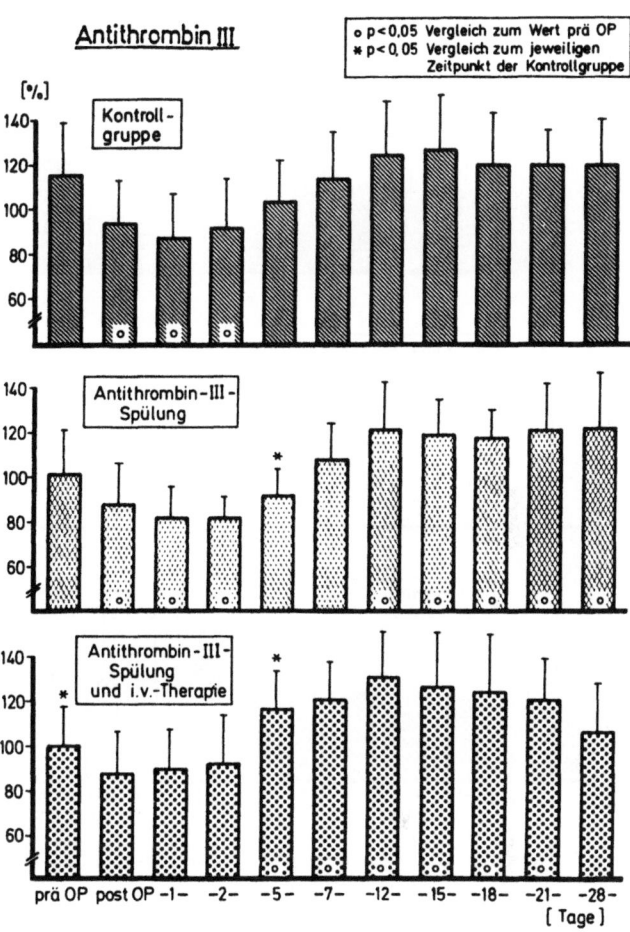

Abb. 30.

76 Ergebnisse

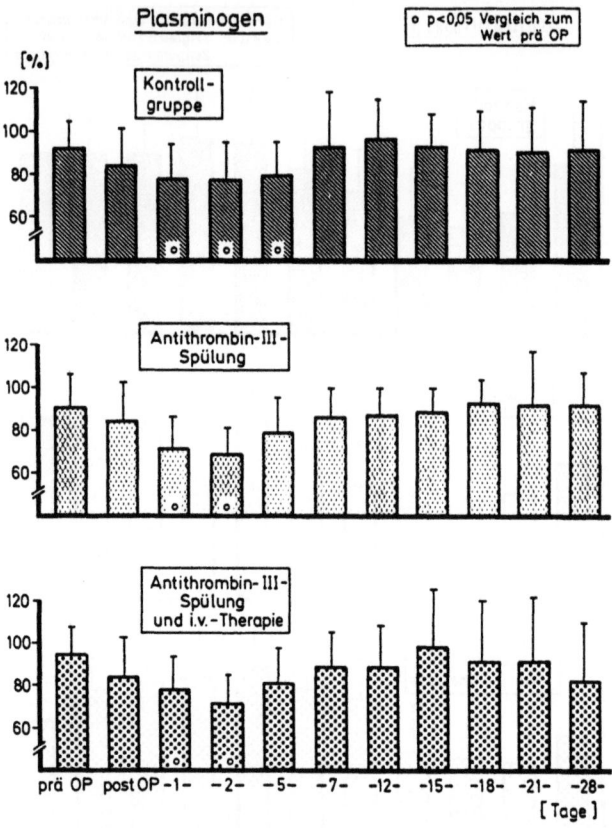

Abb. 31. Verhalten des Plasminogens und α_2-Antiplasmins bei Patienten nach Nierentransplantation in der Konrollgruppe (n = 22) sowie in den Gruppen mit AT-III-Spülung (n = 14) und mit AT-III-Spülung und Therapie (n = 15)

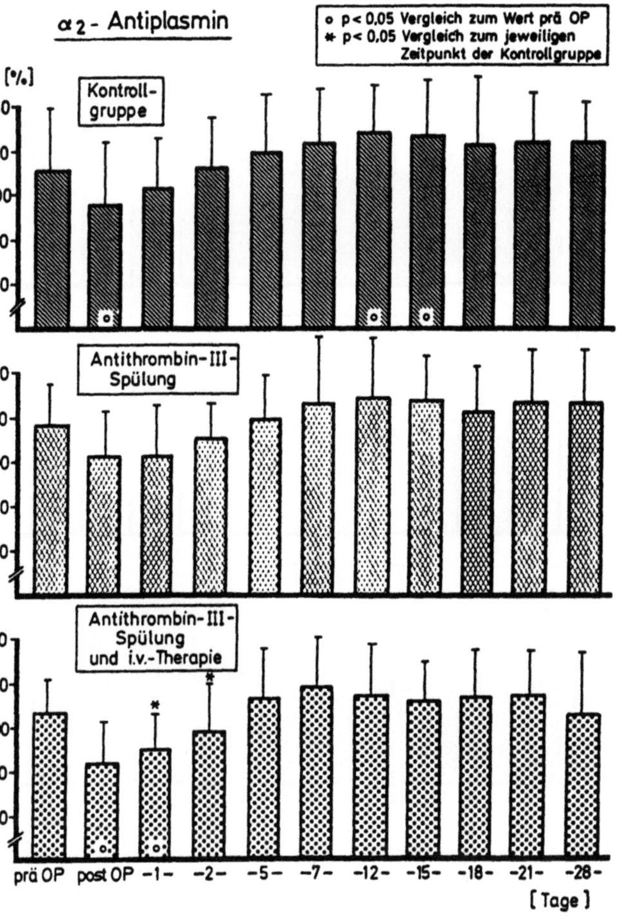
α2 - Antiplasmin
o p< 0,05 Vergleich zum Wert prä OP
* p< 0,05 Vergleich zum jeweiligen Zeitpunkt der Kontrollgruppe
[%]
Kontroll-gruppe
Antithrombin-III-Spülung
Antithrombin-III-Spülung und i.v.-Therapie
140
120
100
80
60
prä OP
post OP
-1-
-2-
-5-
-7-
-12-
-15-
-18-
-21-
-28-
[Tage]

Abb. 31.

78 Ergebnisse

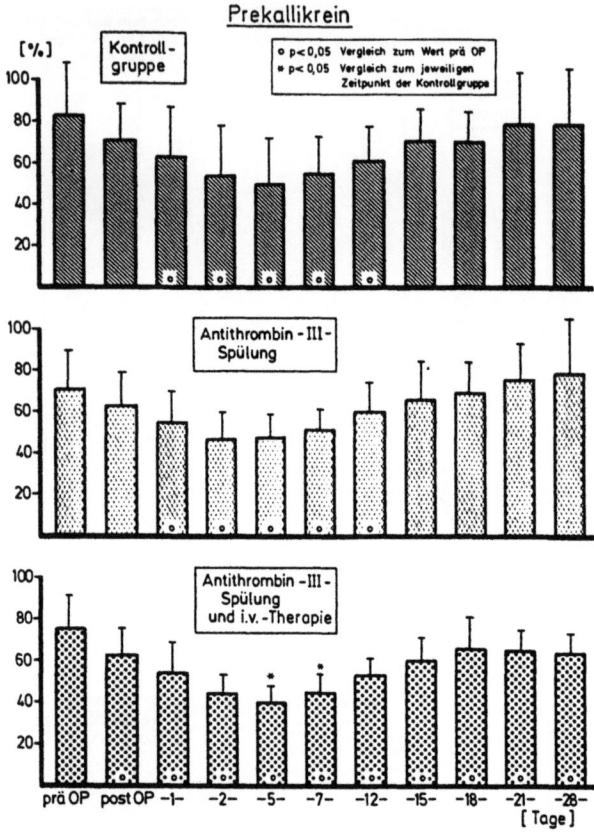

Abb. 32. Verhalten des Prekallikreins und der Kallikreininhibition bei Patienten nach Nierentransplantation in der Kontrollgruppe (n = 22) sowie in den Gruppen mit AT-III-Spülung (n = 14) und mit AT-III-Spülung und Therapie (n = 15)

Auswirkung einer Antithrombin-III-Therapie 79

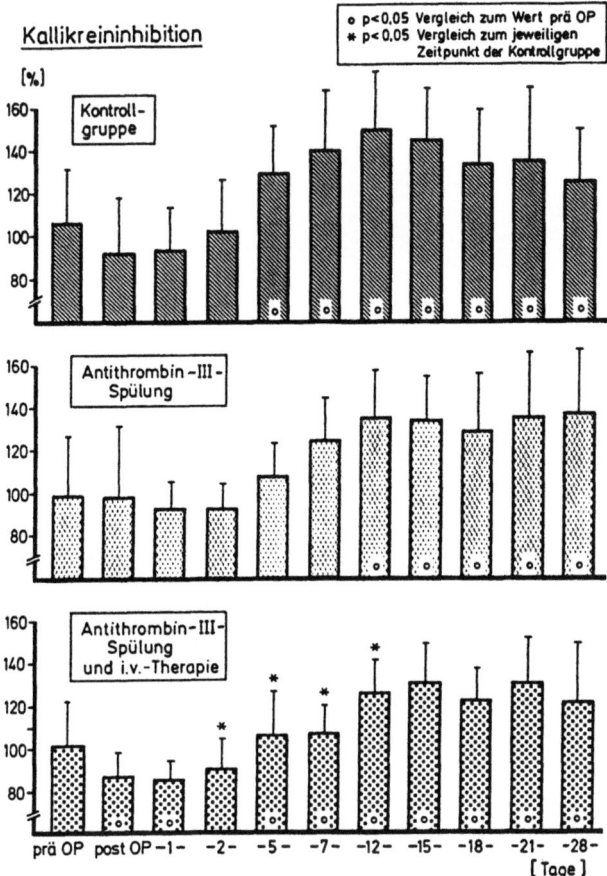

Abb. 32.

4 Diskussion

4.1 Fibrinolytische Aktivität im Nierenvenenblut

Im Nierenvenenblut von Patienten mit normaler Nierenfunktion fand sich anhand der Euglobulinlysezeit eine höhere fibrinolytische Aktivität als im Nierenarterienblut und im peripher-venösen Blut. Dies belegt eine Freisetzung von Plasminogenaktivatoren aus der Niere in die systemische Zirkulation. Eine derartige Beteiligung der Niere an der systemischen Fibrinolyse wird seit der Erstbeschreibung einer fibrinolytischen Aktivität des Urins von MacFarlane u. Pilling [279] diskutiert - zumal im Nierengewebe ein hoher Gehalt an Plasminogenaktivatoren nachweisbar ist [31, 32, 35, 250, 315, 439, 488]. Die hier erhobenen Befunde bei Patienten mit normaler Nierenfunktion unterstützen tierexperimentelle Untersuchungen von Buluk u. Furman [54] und Niewiarowski et al. [326], die eine Freisetzung von Plasminogenaktivatoren aus der Niere beschreiben. Diese Autoren nahmen an, daß der renal gebildete Plasminogenaktivator Urokinase von der Niere freigesetzt wird und damit für die erhöhte fibrinolytische Aktivität in den Nierenvenen verantwortlich ist. Die erhöhte Sauerstoffsättigung des Nierenvenenbluts konnte als Grund der Fibrinolysesteigerung ausgeschlossen werden [304]. Januszko et al. [203] fanden bei Kaninchen nach Nephrektomie eine abfallende fibrinolytische Aktivität und führten dies ebenfalls auf die fehlende Bildung und Freisetzung von Urokinase zurück. Eine erhöhte fibrinolytische Aktivität in den Venen von anderen Organen konnte dagegen bisher nicht nachgewiesen werden. Lebervenenblut hatte sogar eine erniedrigte fibrinolytische Aktivität im Vergleich zu Blut aus anderen Venen, was mit der Inaktivierung der Plasminogenaktivatoren in der Leber erklärt wurde [304].

Urokinase konnte lange Zeit nicht im Plasma nachgewiesen werden, so daß eine Beteiligung der Urokinase an der fibrinolytischen Aktivität bezweifelt wurde [244]. Erst in den letzten Jahren gelang es, Urokinase mit spezifischen Antikörpern im Plasma des Menschen zu bestimmen [102, 232, 307, 406, 487, 497]. Die nachgewiesene Urokinase-Antigen-

Konzentration im Plasma ist zwar gering und beträgt bei gesunden Probanden durchschnittlich 3,5 ng/ml ± 1,4 ng/ml, das fibrinolytische Potential dieser Urokinasekonzentration ist jedoch sehr hoch und macht ca. 50% der fibrinolytischen Aktivität des Plasmas aus [38, 234].

Urokinase findet sich in der Niere hauptsächlich in den Tubulusepithelzellen und den Sammelrohren [10, 250, 318, 454]. Neben Urokinase konnte auch der Gewebeplasminogenaktivator („tissue type plasminogen activator", t-PA) in der Niere nachgewiesen werden, der sich aufgrund seiner biochemischen und immunologischen Eigenschaften von Urokinase unterscheidet und hauptsächlich im Gefäßendothel von Nierenmark und Nierenrinde gebildet wird [295, 373]. In der Nierenrinde sind Plasminogenaktivatoren auch in den Glomerula lokalisiert. Ergebnisse von Untersuchungen mit indirekten spektrophotometrischen Methoden für Plasminogenaktivierungen und immunhistologischen Techniken mit spezifischen Antikörpern zeigten, daß menschliche Glomerula sowohl Gewebeplasminogenaktivatoren wie auch Urokinase freisetzen können [12, 133, 373]. Der Gewebeplasminogenaktivator ist in den glomerulären Endothelzellen, Urokinase im Zytoplasma von glomerulären Epithelzellen lokalisiert [12]. 30% der gesamten glomerulären Fibrinolyse war auf Urokinase zurückzuführen [12]. Die Bedeutung der fibrinolytischen Aktivität der Niere und besonders der Glomerula liegt in der Verhinderung von intra- und extrakapillären Fibrindepositen, die bei einer Reihe von Nierenerkrankungen nachgewiesen werden können und Entstehen und Fortschreiten einer renalen Insuffizienz begünstigen können [224, 278, 297, 484]. Die glomeruläre fibrinolytische Aktivität kann durch Thrombin- oder Thromboplastininfusionen, durch $CaCl_2$ und durch Arachidonsäure wie auch durch mehrfach ungestättigte Fettsäuren gesteigert werden [12, 32, 34, 310, 385, 430, 431, 443]. Arachidonsäure führt zu einem Anstieg der glomerulären Fibrinolyse durch Freisetzung von Urokinase ohne Veränderung der Aktivität des Gewebeaktivators, während $CaCl_2$ nur zu einem Anstieg des Gewebeaktivators führt [12]. Die extrakapilläre Fibrinolyse steht damit unter der Kontrolle der Epithelzellen und kann durch Arachidonsäure stimuliert werden. Ein Ausbleiben der Urokinasefreisetzung durch Arachidonsäure oder durch andere bisher nicht bekannte Faktoren kann zu einer Persistenz von extrakapillären Fibrindepositen bei normaler Gewebeplasminogenaktivatorfreisetzung führen. Die Steigerung der fibrinolytischen Aktivität bei Ereignissen, die zu einer erhöhten Fibrinbildung führen, ist als entscheidender Abwehrmechanismus gegen drohende Fibrindeposite anzusehen. Es gibt Hinweise, daß die Steigerung der glomerulären Fibrinolyse durch Thrombininfusionen oder durch glomeruläre Fibrinierungen zu einem großen Teil arachidonsäurevermittelt ist [310, 373]. Eine pharmakologische Blockade der Fibrinolyse durch ε-Aminocapronsäure während einer Gerinnungsaktivierung führt zu einem Sistieren auch der glomerulären fibrinolytischen Aktivität und kann klinisch und tierexperimentell zu einem akuten Nierenversagen durch glomeruläre Fibrinierungen führen [70, 360].

Bei Patienten mit akutem Nierenversagen und mit chronisch terminaler Niereninsuffizienz konnte dagegen keine erhöhte fibrinolytische Aktivität in den Nierenvenen nachgewiesen werden. Die fibrinolytische Aktivität war darüber hinaus insgesamt deutlich gegenüber der Norm herabgesetzt. Offensichtlich verliert die Niere besonders beim akuten Nierenversagen, aber auch weitgehend bei der chronisch terminalen Niereninsuffizienz ihre Fähigkeit, Plasminogenaktivatoren freizusetzen, was dann zu der verminderten Fibrinolyse dieser Patienten beiträgt. Der Nachweis einer erniedrigten bzw. fehlenden Urinausscheidung von Urokinase bei Patienten mit verschiedenen Nierenerkrankungen weist ebenfalls auf einen Ausfall der renalen Plasminogenaktivatorbildung hin [156, 289, 450]. Die Urokinaseausscheidung korrelierte dabei mit der glomerulären Filtrationsrate. Über eine herabgesetzte systemische fibrinolytische Aktivität wurde von mehreren Autoren bei Patienten mit akuter und chronischer Niereninsuffizienz berichtet [60, 78, 93, 160, 162, 251, 300]. Als Ursache wurden erhöhte Plasmaspiegel von Plasmininhibitoren und Inhibitoren der Plasminogenaktivierung wie auch vereinzelt ein Abfall von Plasminogenaktivatoren beschrieben [60, 160, 328, 337, 448]. Die erhöhten Inhibitorenspiegel können primär vorhanden sein oder möglicherweise durch einen verminderten Umsatz bei erniedrigter Aktivität von Plasminogenaktivatoren verursacht worden sein - wie umgekehrt eine Plasminämie zu einem Abfall der Plasmininhibitoren führt [209, 241].

Unter körperlicher Belastung kommt es zu einer deutlichen Steigerung der Blutgerinnung und Fibrinolyse, so daß das hämostatische Gleichgewicht auf einem höheren Aktivitätsniveau erhalten bleibt [49, 89, 96, 100, 157, 237, 281]. Auch bei den hier untersuchten Probanden fand sich unter ergometrischer Belastung eine deutliche Steigerung der fibrinolytischen Aktivität. Diese Aktivitätssteigerung der Fibrinolyse ist auf die Freisetzung des Gewebeplasminogenaktivators aus dem Gefäßendothel zurückzuführen [89, 122] und läßt sich wie die Gerinnungsaktivierung durch Gabe von Sympathikomimetika hervorrufen [68, 124, 193, 348]. Die Aktivierung der Blutgerinnung unter körperlicher Belastung scheint zum größten Teil über β-Rezeptoren vermittelt zu werden, da die Gabe von β-Rezeptoren-Blockern die Gerinnungssteigerung deutlich abschwächt [125, 157, 192]. Die Fibrinolyseaktivierung wird dagegen durch β-Rezeptoren-Blocker nicht beeinflußt [68, 125, 157].

Aus gerinnungsphysiologischer Sicht eignen sich daher β-Rezeptoren-Blocker bei Patienten mit erhöhter Gerinnungsneigung und erniedrigter fibrinolytischer Aktivität bei bestehender Gefäßschädigung besonders, um unter körperlichen Belastungen eine weitere Verstärkung des Ungleichgewichtes zwischen Blutgerinnung und Fibrinolyse nicht weiter zu steigern [33, 89, 100].

Die Patienten mit chronisch terminaler Niereninsuffizienz zeigten ebenfalls einen Anstieg der fibrinolytischen Aktivität nach ergometrischer Belastung. Die Euglobulinlysezeit war vor der Ergometrie massiv verlängert und verkürzte sich unter Belastung – allerdings nicht in dem Ausmaß der gesunden Normalpersonen. Bedingt durch die Aktivierung des Kontaktphasensystems kam es während der extrakorporalen Zirkulation ebenfalls zu einer Zunahme der Fibrinolyse [85, 213].

Eine verminderte ergometrieinduzierte Fibrinolysesteigerung findet sich unabhängig von der Niereninsuffizienz bei einer Reihe von anderen Patienten, die in der Literatur als „poor fibrinolytic responders" bezeichnet werden [67, 68]. Diese Personen weisen ein erhöhtes Thromboserisiko auf und können bei einer disseminierten intravasalen Gerinnung die Fibrinolyse nur unzureichend stimulieren [67]. Die mangelnde Fibrinolysesteigerung ist auf einen Endotheldefekt mit der Folge einer verminderten Freisetzung von Gewebeplasminogenaktivatoren zurückzuführen [113, 364]. Entsprechend deutet eine vermindert Aktivierung der Fibrinolyse nach Ergometrie bei den hier untersuchten Dialysepatienten auf einen bestehenden Endothelschaden hin, der durch die Grunderkrankung oder durch eine fortschreitende Arteriosklerose unter der Dialyse hervorgerufen sein könnte. Dies wird dadurch unterstützt, daß insbesondere Patienten mit Hypertonie in dieser Untersuchung eine verminderte Fibrinolysesteigerung nach der ergometrischen Belastung aufwiesen.

Eine herabgesetzte fibrinolytische Aktivität und eine deutlich gesteigerte Gerinnungsneigung ist bei Patienten mit schwerer Hypertonie bekannt [28, 130, 134, 408]. Bei einem bestehenden Endotheldefekt kann es neben der mangelnden Gewebeplasminogenaktivatorfreisetzung zusätzlich zu einem Anstieg des Inhibitors gegen den Gewebeplasminogenaktivator kommen, der zu der verminderten Fibrinolysesteigerung beiträgt. Ein erhöhter Inhibitorspiegel konnte kürzlich bei jungen Patienten mit akutem Myokardinfarkt nachgewiesen werden [153]. Der Nachweis einer Hypofibrinolyse wie einer verminderten Fibrinolysesteigerung unter Belastung wird deshalb von einigen Autoren als diagnostischer Hinweis auf eine Gefährdung durch vaskuläre Ereignisse angesehen [113, 196, 208, 246, 301, 306, 364]. Wichtig sind dabei die Untersuchungen von Keber et al. [218], die zeigen konnten, daß es nach langen und schweren Belastungen zu einer partiellen Entleerung (Erschöpfung) der Endothelreserven des Gewebeplasminogenaktivators mit der Folge einer Hypofibrinolyse kommen kann. Eine angemessene körperliche Aktivität wirkt sich dagegen langfristig günstig auf die Blutgerinnung und Fibrinolyse aus [100, 116, 218, 491].

4.2 Chronisch terminale Niereninsuffizienz

Da bei Patienten mit chronisch terminaler Niereninsuffizienz das Endstadium des Organversagens irreversibel erreicht ist, treten pathogenetische Zusammenhänge zwischen Blutgerinnung und Nierenschädigung in den Hintergrund. Die Bedeutung von Veränderungen der Blutgerinnung liegt bei diesen Patienten in dem häufigen Auftreten von thromboembolischen und hämorrhagischen Komplikationen und in Problemen mit einer notwendigen Antikoagulanzienbehandlung. Störungen in der Blutgerinnung und Fibrinolyse bei chronisch terminaler Niereninsuffizienz können durch eine Reihe von Faktoren hervorgerufen werden, wie z. B. durch die urämische Stoffwechsellage, durch verschiedene Dialyseverfahren, durch die extrakorporale Zirkulation, durch verschiedene Dialysatoren und durch Begleiterkrankungen wie Hypertonie und Diabetes mellitus.

Bei Patienten mit chronisch terminaler Niereninsuffizienz sollte deshalb ausführlich untersucht werden, welche Veränderungen der Blutgerinnung bestehen und ob verschiedene Dialyseverfahren unterschiedliche Einflüsse auf die Gerinnung und Fibrinolyse zur Folge haben. Um die Auswirkungen im Verlauf einer längeren Dialysezeit zu beurteilen, wurden darüber hinaus 35 Patienten nach Beginn ihrer Hämodialyse- bzw. Hämofiltrationsbehandlung 1 Jahr lang beobachtet.

Das 1. Untersuchungsprogramm erfolgte bei Patienten mit chronisch terminaler Niereninsuffizienz, die seit langem mit Hämodialyse, Hämofiltration, intermittierender Peritonealdialyse und kontinuierlich-ambulanter Peritonealdialyse (CAPD) behandelt wurden. In allen 4 Dialysegruppen fand sich eine deutliche Hyperkoagulabilität mit erhöhten Fibrinmonomerkomplexen und erhöhten Fibrinogenspiegeln sowie einer gesteigerten Faktor-VIII-Aktivität. Teilweise bestand eine vermehrte Faktor-XII-Aktivität. Der Nachweis löslicher Fibrinmonomerkomplexe ist der wichtigste Hinweis auf eine erhöhte Thrombinbildung und damit auf eine bestehende Hyperkoagulabilität [136, 144, 239, 486]. Die Fibrinmonomerkomplexe lagen als Zeichen der Gerinnungsaktivierung in allen Gruppen deutlich über der Norm. Diese plasmatische Hyperkoagulabilität bei chronisch terminaler Niereninsuffizienz wird auch in der Literatur beschrieben [17, 217, 251, 337, 465, 492]. So wird v. a. über eine erhöhte Faktor-VIII-Aktivität bzw. ein erhöhtes Verhältnis von Faktor-VIII-Antigen zu Faktor-VIII-Aktivität berichtet [5, 337, 347, 366, 460, 476, 478]. Viele Autoren interpretieren allein diesen Befund als deutlichen Hinweis auf eine Hyperkoagulabilität [98, 371, 460, 479]. Der von den Endothelzellen synthetisierte Faktor-VIII-von-Willebrand-Faktor (F VIII:RAg) dient als Trägermodell des gerinnungsaktiven Teils des Faktor-VIII-Komplexes (F VIIIc), der wesentlich an der intrinsischen Aktivierung der Gerinnung beteiligt ist [187, 459]. Darüber hinaus ist er entscheidend für die Adhäsion von Thrombozyten an das Subendothel [201, 418]. Eine chronische Erhöhung des Faktor VIII deutet wegen seiner Endothelbildung auf eine Endothelzellschädigung hin und wird als Hinweis auf bestehende Gefäßveränderungen gewertet [44, 90, 187, 201, 366, 418, 459, 476]. Meade et al. [302] und Mettinger [305] konnten die Faktor-VIII-Aktivität bzw. das Faktor-VIII-Antigen mit der kardiovaskulären Mortalität und dem Auftreten von zerebralen Ischämien korrelieren. Fuster et al. [123] konnten tierexperimentell bei Schweinen mit einem M. von Willebrand-Jürgens mit einer cholesterinreichen Ernährung gegenüber der Kontrollgruppe keine entsprechenden Gefäßveränderungen auslösen. Turney et al. [460] führten den Anstieg der Faktor-VIII-Aktivität bei Hämodialysepatienten auf vaskuläre Schädigungen zurück.

Die gefundenen Blutgerinnungsveränderungen waren in den 4 verschiedenen Dialysegruppen unterschiedlich stark ausgeprägt. Bei Patienten unter intermittierender Peritonealdialyse und besonders unter CAPD fanden sich signifikant höhere Werte bei der Bestimmung der Fibrinmonomerkomplexe, des Fibrinogens, der Faktor-VIII- und Faktor-XII-Aktivität als bei den Patienten unter Hämodialyse bzw. Hämofiltration. Ein unterschiedlicher Einfluß der verschiedenen Dialyseverfahren wurde auch für die Thrombozytenfunktion beschrieben. Peritonealdialyseverfahren führen zu einer normalen bis gesteigerten Thrombozytenaggregation und -adhäsion, während Hämodialyse und Hämofiltration die urämische Thrombopathie nicht vollständig normalisieren können [266, 324, 367, 368]. Aus diesen Ergebnissen wurde gefolgert, daß Peritonealdialyseverfahren die für die Thrombozytenfunktionsstörungen verantwortlichen Substanzen besser als Hämodialyse und Hämofiltration eliminieren können. Weiterhin beschrieb Zimmerman [501] einen Anstieg der Thrombozytenzahl unter der CAPD-Behandlung, was er als Hinweis auf eine Hyperkoagulabilität wertete. Auch bei den hier untersuchten Patienten fanden sich die höchsten Thrombozytenzahlen in der CAPD-Gruppe.

Deutliche Unterschiede fanden sich auch bei den Ergebnissen der

86 Diskussion

Antithrombin-III-Bestimmung. Das Antithrombin III ist der wichtigste Thrombininhibitor und als Heparinkofaktor für die antikoagulatorische Wirkung des Heparins verantwortlich [375]. Bei den Patienten unter Hämodialyse und Hämofiltration bestanden gegenüber dem Kontrollkollektiv leicht erniedrigte Mittelwerte, die allerdings nicht im pathologischen Bereich lagen. Eine wesentliche Beeinträchtigung der notwendigen Heparintherpie ist deshalb nicht zu erwarten und tritt nur in Einzelfällen auf. Die intermittierende, hochdosierte Heparintherapie während der extrakorporalen Zirkulation dürfte die Hauptursache des leicht erniedrigten Antithrombin III sein. Ein Antithrombin-III-Abfall durch eine hochdosierte intravenöse Heparintherapie ist wiederholt beschrieben worden [83, 240, 288]. Andere Autoren beschrieben ebenfalls leicht erniedrigte Antithrombin-III-Werte bei Hämodialysepatienten, die im Verlauf der Hämodialyse allerdings anstiegen [46, 205, 235, 495]. Dieser Befund wird auf eine Thrombozytenschädigung unter der Dialyse zurückgeführt [461]. Ein erniedrigtes Antithrombin III bei erhöhten Fibrinogenwerten kann aber ein erhöhtes Thromboserisiko bedeuten. Nilsen et al. [327] konnten einen Anstieg des Verhältnisses Fibrinogen zu Antithrombin III als prognostischen Hinweis für das Auftreten postoperativer tiefer Beinvenenthrombosen belegen.

Dagegen war die Antithrombin-III-Aktivität bei den Peritonealdialysepatienten massiv erhöht. Eine erhöhte Antithrombin-III-Aktivität hat zwar keine klinische Bedeutung, muß aber als Reaktion auf die chronische Gerinnungsaktivierung bei den beiden Peritonealdialyseverfahren gewertet werden [396, 461, 493].

Bei der Bestimmung von Parametern der Fibrinolyse wurden Veränderungen im Sinne einer verminderten fibrinolytischen Aktivität gefunden. Neben der bereits erwähnten Verlängerung der Euglobulinlysezeit lassen sich erhöhte Plasmininhibitoren nachweisen. Insbesondere der wichtigste Plasmininhibitor α_2-Antiplasmin fand sich bei den Peritonealdialysekollektiven signifikant erhöht. Das Plasminogen war bei den Peritonealdialysepatienten ebenfalls angestiegen, bei den Patienten unter Hämodialyse und Hämofiltration dagegen leicht erniedrigt. Das Verhältnis α_2-Antiplasmin zu Plasminogen war in allen 4 Gruppen als Zeichen der Hypofibrinolyse erhöht. Als weiterer Hinweis auf die verminderte fibrinolytische Aktivität sind auch die erhöhten Fibrinogenspiegel und die Fibrinmonomerkomplexe anzusehen [410]. Eine reduzierte Fibrinolyse bei chronisch terminaler Niereninsuffizienz wird in der Literatur beschrieben. Als wesentlichste Befunde ließen sich eine verlängerte Euglobulinlysezeit und ein Anstieg von Antiplasminen und Antiaktivatoren nachweisen [27, 60, 78, 108, 251, 300, 337, 500].

Zusammenfassend fand sich eine Hyperkoagulabilität und verminderte Fibrinolyse, die bei den Peritonealdialysepatienten deutlich stärker ausgeprägt war. Nach der Literatur führen die Peritonealdialyseverfahren darüber hinaus zu der größten Verbesserung der Thrombozytenfunktion [266, 324]. Deshalb scheinen die Peritonealdialysepatienten im Hinblick auf thromboembolische und vaskuläre Komplikationen besonders gefährdet zu sein. Hierfür finden sich in der Literatur ebenfalls Hinweise [50, 60, 78, 396]. Weitere klinische Untersuchungen sind aber notwendig.

Als Ursache der unterschiedlichen Ausprägung der Gerinnungsveränderungen müssen verschiedene Faktoren diskutiert werden. Ein unterschiedliches Alter oder unterschiedlich schwere Begleiterkrankungen können als Ursache dieser Befunde ausgeschlossen werden. Die CAPD-Patienten stellten das jüngste und am besten rehabilitierte Kollektiv dieser Untersuchung dar. Trotzdem wiesen sie insgesamt die ausgeprägtesten Veränderungen auf und übertrafen z. T. in den Mittelwerten die Patienten unter intermittierender Peritonealdialyse, die die älteste und mit den schwersten Begleiterkrankungen belastete Gruppe bildeten.

Die intermittierende Heparintherapie bei Hämodialyse und Hämofiltration könnte sich dagegen langfristig in einer geringeren Hyperkoagulabilität ausgewirkt haben. Zwar fand sich kein unterschiedlicher Heparinspiegel in den Kollektiven, doch ist eine Bindung von Heparin an das Endothel über die Plasmahalbwertzeit hinaus mit einer günstigen Wirkung auf das Gerinnungssystem denkbar [22, 171]. Die gesteigerte Thrombinaktivität bei den Peritonealdialyseverfahren könnte auch durch eine chronisch entzündliche Reaktion auf die Peritonealdialyse zurückzuführen sein. Schließlich finden sich in der Literatur Hinweise für eine unterschiedliche Elimination von gerinnungsfördernden und fibrinolysehemmenden bzw. -aktivierenden Substanzen durch die 4 Dialyseverfahren [60, 266]. So scheinen die CAPD und die intermittierende Peritonealdialyse vermehrt Plasminogenaktivatoren zu eliminieren [60].

Die untersuchten Patienten wurden alle seit längerer Zeit dialysiert. Es kann deshalb nicht entschieden werden, ob die gefundenen Veränderungen im Verlauf der Dialysezeit als Folge der Behandlung entstanden sind oder bereits seit Beginn der terminalen Niereninsuffizienz unverändert bestanden haben. Deshalb wurden 35 neu ins Dialyseprogramm aufgenommene Patienten 1 Jahr lang verfolgt. Fibrinogen, Fibrinmonomerkomplex und Faktor-VIII-Aktivität waren bereits zu Beginn der Untersuchung deutlich erhöht. Allerdings erreichten sie nicht die Werte, die bei den Peritonealdialysepatienten gefunden wurden. Diese 3 Parameter verhielten sich im Beobachtungszeitraum unterschiedlich. Während sich die

Fibrinmonomerkomplexe nicht veränderten, fiel das Fibrinogen signifikant ab.

Das erhöhte Fibrinogen zu Beginn der Studie läßt sich als Akutphasenreaktion auf die zur terminalen Niereninsuffizienz führende Grunderkrankung erklären, die im Verlauf des 1. Dialysejahres rückläufig ist. Ein Fibrinogenverlust über die Dialysatoren mit verminderter Nachbildung im dialysefreien Intervall erscheint dagegen unwahrscheinlich. Ebenso fand sich kein Anstieg der fibrinolytischen Aktivität im Beobachtungszeitraum. Die Faktor-VIII-Aktivität stieg im Verlauf des Jahres deutlich an. Dies könnte auf eine erhöhte Aktivierung des Gerinnungssystems hindeuten, die allerdings zu keinem weiteren Anstieg der Fibrinmonomerkomplexe geführt hat und deshalb nicht das Ausmaß des Faktor-VIII-Anstieges erklären kann. Wahrscheinlich ist dieser Anstieg Ausdruck von zunehmenden Endothelläsionen im Beobachtungszeitraum, wie es auch von anderen Autoren interpretiert wird [366, 460]. Die löslichen Fibrinmonomerkomplexe veränderten sich nach den Mittelwerten nicht signifikant. Dies bedeutet, daß sich die Umsatzsteigerung der Gerinnung mit der erhöhten Fibrinmonomerkomplexbildung quantitativ nicht wesentlich veränderte. Damit konnte eine langfristige Zunahme der Hyperkoagulabilität durch die intermittierende Aktivierung des Kontaktphasensystems der Blutgerinnung während der Hämodialyse nicht nachgewiesen werden.

Die effektive Heparintherapie dürfte die Ursache der Verhinderung einer weiteren sich langfristig auswirkenden Gerinnungsaktivierung sein. Allerdings sind zur vollständigen Hemmung der Fibrinmonomerkomplexbildung unter der Dialyse Dosierungen notwendig, die zu Plasmaspiegeln von über 0,5 IE Heparin pro ml Plasma führen [143, 194, 393, 489]. Diese Heparinspiegel wurden bei den untersuchten 35 Patienten angestrebt und erreicht. Hiermit bestand eine effektive antithrombotische Wirksamkeit. Thrombosierungen des extrakorporalen Kreislaufes traten nur in 1,33% der Dialysen auf [397]. Zu Blutungen kam es nicht. Die signifikante Antithrombin-III-Erniedrigung ist auch in dieser Gruppe auf die Heparintherapie zurückzuführen. Die Mittelwerte lagen wie bei den zuvor untersuchten Patienten nicht im pathologischen Bereich. Allerdings war die Heparintherapie nicht in der Lage, die zu Beginn der Untersuchung erhöhten Fibrinmonomerkomplexe im Verlauf des Jahres zu senken oder den Anstieg der Faktor-VIII-Aktivität zu verhindern. Die Ursache könnte in der Freisetzung von gerinnungsfördernden Proteasen aus Leukozyten und Thrombozyten liegen, die durch Heparin nicht effektiv gehemmt werden und Gefäßschäden auslösen können [72, 119, 148, 200, 428]. Im Verlauf der Dialyse entstehen durch das extrakorporale

System und die Dialysatoren Thrombozytenaggregate und eine z. T. gesteigerte Plättchenaggregation [25, 415, 466]. Zusätzlich hat Heparin in dieser Dosierung einen thrombozytenaggregationsfördernden Effekt [36, 106, 111, 181, 225]. Die Freisetzung von Proteasen aus Leukozyten und Thrombozyten wie z. B. der Granulozytenelastase ist bei verschiedenen Dialysatoren unterschiedlich ausgeprägt [72, 149, 184, 200]. Polyacrylnitrit- und Polysulfonmembranen führen während der Hämodialyse zu einem deutlich geringeren Anstieg der Granulozytenelastase als Cuprophandialysatoren [184, 185]. Docci et al. [101] fanden einen signifikanten Thrombozytenabfall nur bei Cuprophandialysatoren. Zusätzlich können verschiedene Membranen auch die Blutgerinnung unterschiedlich beeinflussen [331]. So sind Cuprophandialysatoren weniger thrombogen als Polyacryl- oder Polysulfondialysatoren, d. h. der Heparinbedarf und die Veränderungen von Gerinnungsparametern sind geringer ausgeprägt [174].

In einer retrospektiven Studie von Simon et al. [416] hatten Patienten, die mit Cuprophanmembranen behandelt wurden, im Vergleich zu Patienten mit Polyacrylnitritmembranen eine deutlich erhöhte Rate an thromboembolischen Komplikationen. Bei den mit Cuprophanmembranen behandelten Patienten traten signifikant mehr Shuntthrombosierungen, tiefe Beinvenenthrombosen und Lungenembolien auf. Die Autoren führen diesen Unterschied auf eine geringere Beeinflussung der Thrombozyten durch die Polyacrylnitritmembranen zurück. Die Verbesserung der sog. „Biokompatibilität" kann deshalb möglicherweise auch die bestehenden Blutgerinnungsveränderungen günstig beeinflussen. Eine weitere Möglichkeit der Verbesserung der Antikoagulanzientherapie besteht in der Entwicklung von spezifisch wirkenden niedermolekularen Heparinfraktionen [182, 392]. Im Verlauf der einjährigen Beobachtungszeit entwickelten 6 der 35 Patienten eine massive Hypertriglyceridämie über 450 mg/dl. Eine erniedrigte Stimulierbarkeit der Lipoproteinlipase wird als Ursache der Hypertriglyceridämie bei Hämodialysepatienten diskutiert [92, 191]. Heparin setzt die Lipoproteinlipase aus dem Gefäßendothel frei und kann während einer Heparintherapie diese Stimulierbarkeit bereits nach wenigen Stunden erschöpfen [16, 190, 397]. Eine heparinbedingte Lipasenerschöpfung bei Patienten mit Neigung zu Hypertriglyceridämien wird deshalb als eine Ursache der Hypertriglyceridämien bei Dialysepatienten angenommen [190, 191, 397]. Eine Möglichkeit zur Verringerung dieser Effekte besteht in der Anwendung von niedermolekularen Heparinfraktionen mit geringerer lipolytischer Aktivität [26, 340, 392]. In einer Langzeitbeobachtung kam es mit einem niedermolekularen Heparinfragment im Gegensatz zu unfraktioniertem Standardheparin nicht zu einem signifikanten Anstieg der Triglyceride bei Hämodialysepatienten [397].

Veränderungen der Blutgerinnung und Fibrinolyse, die z. T. geringer ausgeprägt waren als die hier erhobenen Befunde, wurden bei rezidivierenden Beinvenenthrombosen, bei der Arterioskleroseprogredienz und bei koronaren und zerebralen Ischämien bei nierengesunden Patienten wiederholt beschrieben [130, 196, 197, 208, 247, 302, 305, 499]. Die zur Hämodialyse notwendige effektive Heparintherapie erscheint deshalb auch zur Reduzierung von Komplikationen sinnvoll. Eine weitere Verbesserung der Antikoagulanzientherapie und der „Biokompatibilität" von Dialysatoren ist im Hinblick auf Gefäßschäden eine wichtige Aufgabe, da vaskuläre Komplikationen nach wie vor die häufigste Todesursache bei Dialysepatienten darstellen [18, 52, 263, 412].

4.3 Akutes Nierenversagen

Im Gegensatz zu der chronisch terminalen Niereninsuffizienz entstehen Blutgerinnungsveränderungen bei dem akuten Nierenversagen in kurzer Zeit und können oft nicht durch Gegenregulationen kompensiert werden. Deshalb sind diese Patienten durch eine disseminierte intravasale Gerinnung oder eine Verbrauchskoagulopathie und deren Folgen besonders gefährdet. Das akute Nierenversagen ist eine Komplikation verschiedener Grunderkrankungen oder wird durch Noxen verursacht, die selbst zu Störungen des Blutgerinnungs- und Fibrinolysesystems führen können [8, 47]. Es ist deshalb nach Einsetzen des akuten Nierenversagens oft nicht zu beurteilen, ob eine Gerinnungsstörung vor Beginn des Organversagens bestanden hat oder erst als Folge des akuten Nierenversagens bzw. einer sich verschlechternden klinischen Gesamtsituation aufgetreten ist. Auffällig ist, daß Erkrankungen, die häufig zu einer disseminierten intravasalen Gerinnung führen, auch gehäuft ein akutes Nierenversagen hervorrufen, während es bei anderen schweren Erkrankungen, die selten eine disseminierte intravasale Gerinnung verursachen, vergleichsweise selten ist [8, 138, 142, 228, 230, 243, 370, 429]. Diese klinische Beobachtung hat zu der Vorstellung geführt, daß Gerinnungsvorgänge bei bestimmten Formen des akuten Nierenversagens beteiligt sind. Unterstützt wurde diese Annahme durch den Nachweis von Fibrindepositen und nicht lysierten hyalinen Thromben in der Niere, v. a. in glomerulären Kapillarschlingen [74, 236, 278, 297, 317, 464]. Fibrindeposite können den renalen Blutfluß herabsetzen und möglicherweise Tubuluszellschäden hervorrufen [224, 231, 292, 299, 464, 472, 473]. Sie finden sich neben der Nierenrindennekrose, wo sie als Ursache der Organschädigung angesehen werden, auch bei Tubulusnekrosen [74, 142, 159, 236, 292, 426, 464]. Die Häufigkeit von Fibrindepositen bei akutem Nierenversagen liegt zwischen 7%-40% [74, 211, 465]. Diese Unterschiede sind durch eine unterschiedliche Biopsiehäufigkeit und durch eine postmortale Fibrinolyse bedingt. Bei einer Aktivierung der Blutgerinnung ist die Niere durch Fibrinierungen besonders gefährdet. Nach Blutungskomplikationen ist die Niereninsuffizienz die häufigste Komplikation einer disseminierten intravasalen Gerinnung [414]. Die Infusion von Fibrinmonomeren führt bevorzugt in der Niere zu Fibrinpräzipitationen [311]. Regoeczi u. Brain [363] fanden die größte Fibrinakkumulation nach thrombininduzierter intravasaler Gerinnung in der Niere.

Neben der möglichen Beteiligung am Entstehen und an der Progredienz des akuten Nierenversagens können Blutgerinnungsstörungen den klinischen Verlauf durch thromboembolische und hämorrhagische Komplikationen ungünstig beeinflussen und die notwendige Antikoagulanzientherapie bei der extrakorporalen Zirkulation der Hämodialyse erschweren [93, 163, 165, 253, 332, 396, 414]. Aus diesem Grund wurden die untersuchten 28 Patienten mit akutem oligoanurischem Nierenversagen trotz der unterschiedlichen Grunderkrankungen in einer Gruppe zusammengefaßt und ausgewertet. Dabei fanden sich bei allen Patienten Zeichen einer ausgeprägten Hyperkoagulabilität und verminderten Fibrinolyse. Im Gegensatz zu den Veränderungen bei chronisch terminaler Niereninsuffizienz kam es durch das akute Auftreten dieser Gerinnungsveränderungen zu Verbrauchsreaktionen von Gerinnungsfaktoren und Inhibitoren. Die Fibrinmonomerkomplexe lagen bei allen Patienten über der Norm und waren bei der Hälfte der Untersuchten massiv, d. h. über 1% erhöht. Lösliche Fibrinmonomerkomplexe sind ein eindeutiger Hinweis auf eine vermehrte Thrombinbildung, durch ihr akutes Auftreten auf eine intravasale Gerinnung [136, 239, 267, 330]. Als weiterer Hinweis auf die gesteigerte Gerinnungsneigung kann der Anstieg des Fibrinogens und der Faktor-VIII-Aktivität angesehen werden. Das erhöhte Fibrinogen ist auf eine gesteigerte Synthese – bedingt durch die vermehrte Fibrinmonomerbildung – zurückzuführen und bewirkt eine veränderte Rheologie [239]. Bei Aktivierung der Gerinnung kommt es zu einer erhöhten Faktor-VIII-Aktivität. Dies ist ein Hinweis auf eine disseminierte intravasale Gerinnung [98, 260, 371, 429, 479]. Nach den vorliegenden Befunden ist nicht eindeutig zu entscheiden, ob der erniedrigte Quick-Wert und die erniedrigte Faktor-VII-Aktivität allein durch einen Verbrauch aufgrund einer exogenen Gerinnungsaktivierung oder zusätzlich durch eine verminderte Synthese verursacht sind [11, 73, 239, 429].

Ein Zusammenspiel beider Ursachen erscheint wahrscheinlich. Ein wesentlicher Hinweis auf ablaufende intravasale Gerinnungsvorgänge ist die deutliche Erniedrigung des Antithrombin III [37, 387]. Das Antithrombin III ist als wichtigster Thrombininhibitor ein entscheidender Schutzmechanismus des Organismus gegen intravasale Gerinnungsvorgänge [3, 240, 422]. 18 der 28 Patienten hatten eine pathologisch erniedrigte Antithrombin-III-Aktivität, bei 9 Patienten lag der Wert unter 60%, bei 5 unter 45%. Dieser im Rahmen der Gerinnungsaktivierung erworbene Antithrombin-III-Mangel bedeutet neben dem verminderten Schutz gegen die intravasale Fibrinbildung eine fehlende bzw. nicht ausreichende Wirksamkeit der Heparintherapie. Der Antithrombin-III-Mangel erklärt damit das Auftreten dieser Gerinnungsaktivierung trotz der durchgeführten Heparinbehandlung. Gegen eine Antithrombin-III-Erniedrigung besteht nur eine geringe Toleranz. Bereits ein Abfall unter 75% der Norm führt zu einer erhöhten Thromboseneigung [449]. Reeve konnte zeigen, daß die Thrombinrestaktivität umgekehrt proportional dem Quadrat der Antithrombin-III-Konzentration ist [362]. Das bedeutet, ein Absinken des Antithrombin-III-Spiegels um die Hälfte bewirkt einen Anstieg der Thrombinrestaktivität um das Vierfache. Hieraus erklärt sich die Bedeutung eines nur leicht erniedrigten Antithrombin-III-Spiegels. Die Heparinwirkung auf die PTT verringert sich bereits bei einem Antithrombin-III-Abfall auf 80% erheblich: Bei 0,3 IE Heparin pro ml Plasma sinkt die PTT-Verlängerung um 50%-60%. Bei Antithrombin-III-Werten unter 40%-50% zeigt Heparin in therapeutischen Dosierungen keine Wirkung mehr auf die PTT [167, 216].

Auch von anderen Autoren wird über eine Gerinnungsaktivierung bzw. über eine disseminierte intravasale Gerinnung bei Patienten mit akutem Nierenversagen berichtet. So wurden ein vermehrter Umsatz von radioaktiv markiertem Fibrinogen und Thrombozyten, ein erhöhter Fibrinogen- und Faktor-VIII-Spiegel sowie erhöhte Fibrinmonomerkomplexe beschrieben [66, 74, 93, 112, 131, 243, 252, 384, 471, 479]. Fibrinspaltprodukte konnten im Urin und im Serum nachgewiesen werden [161, 243, 278, 297].

Diese Aktivierung der Gerinnung wird durch prokoagulatorische Faktoren verursacht, die v. a. aus geschädigten Endothelzellen, Erythrozyten, Leukozyten, Thrombozyten und Geweben durch Endotoxine, Hypoxie, Stase, Azidose, toxische und immunologische Zellschädigungen freigesetzt werden können [84, 164, 175, 274, 294, 312, 323]. Die Folge ist eine multifaktorielle Aktivierung der Systeme von Blutgerinnung, Fibrinolyse, Kallikrein-Kinin und Komplement, die untereinander wiederum verbunden sind [86, 126, 147, 249, 335]. Die Aktivierung dieser Systeme führt zu weiteren Zellschäden mit der Freisetzung weiterer prokoagulatorischer Substanzen, wodurch ein Circulus vitiosus entsteht, der zum Aufbrauch von Faktoren und Inhibitoren und zu Fibrinierungen der Endstrombahn führt [2, 165, 335, 469]. Eine Reihe von Kasuistiken belegen, daß ein akutes Nierenversagen durch eine vorausgegangene disseminierte intravasale Gerinnung ausgelöst werden kann [227, 278, 313, 346, 453, 484]. Diese Kasuistiken sind durch tierexperimentelle Untersuchungen bestätigt worden. Durch Induktion einer disseminierten intravasalen Gerinnung mit Endotoxin, Thrombin, Trypsin etc. läßt sich ein akutes Nierenversagen hervorrufen, wobei Fibrindeposite in den Glomerula sowie als subendotheliale Ablagerungen nachweisbar sind [66, 248, 296, 355, 399, 481].

Eine disseminierte intravasale Gerinnung führt jedoch nicht automatisch zu Mikrothrombosierungen. Zum Auftreten von Fibrindepositen kommt es erst, wenn die körpereigenen Abwehrsysteme gegen intravasale Gerinnungsvorgänge und gegen Fibrin gehemmt oder aufgebraucht sind. Dies sind

1) die Plasmainhibitoren der Gerinnung, v. a. das Antithrombin III,
2) die Fibrinolyse, die nach Aktivierung gebildetes Fibrin lysiert und
3) die Phagozytose über das retikuloendotheliale System (RES).

Eine verminderte Elimination von Fibrinmonomerkomplexen und Gerinnungsfaktoren durch das RES durch Überladung oder Hypozirkulation begünstigt das Auftreten von Fibrindepositen [41, 164]. Tierexperimentell kommt es bei disseminierter intravasaler Gerinnung erst nach Blockade der Fibrinolyse oder des RES zu vermehrten renalen Fibrindepositen [214, 256, 261, 296].

Eine verminderte fibrinolytische Aktivität ist bei Patienten mit akutem Nierenversagen wiederholt beschrieben worden [27, 162, 210, 252, 300]. Neben der fehlenden Freisetzung von Plasminogenaktivatoren aus der Niere, wie es hier gezeigt werden konnte, fanden sich massiv erniedrigte Plasminogenwerte. Dennoch kam es nicht zu einem entsprechenden Abfall des wichtigsten Plasmininhibitors α_2-Antiplasmin, sondern teilweise sogar zu einem Anstieg dieses Parameters. Hieraus resultiert ein deutlich erhöhtes Verhältnis des Inhibitors α_2-Antiplasmin zu dem Proenzym der Fibrinolyse Plasminogen, was als Hemmung der Fibrinolyse gewertet werden muß [404]. Eine mögliche Erklärung liegt in einem reaktiven Verbrauch des Plasminogens bei intravasaler Gerinnungsaktivierung. Darüber hinaus könnte die Niere direkt an der Plasminogenregulation beteiligt sein. Highsmith u. Kline [172] konnten dies im Tierexperiment wahrscheinlich machen. Bei Katzen war der Wiederanstieg des Plasminogens nach einem streptokinaseinduzierten Abfall zuerst in den

Nierenvenen meßbar. Nephrektomierte Tiere waren dagegen nicht in der Lage, Plasminogen im Beobachtungszeitraum wieder zu normalisieren [173]. Die mögliche Beteiligung der Nieren an der Plasminogenregulation scheint aber nur in Akutsituationen von Bedeutung zu sein. Isacson u. Nilsson [195] fanden bei nephrektomierten Patienten nach 3-15 Monaten normale Plasminogenwerte. Siefring u. Castellino [413] konnten diese Befunde allerdings nicht bestätigen. Weitere Gründe für eine Verringerung der fibrinolytischen Aktivität sind in der Grunderkrankung zu suchen. Sie können zu einem Anstieg von Akutphasenproteinen führen, die als Antiplasmine wirken können [81, 82, 129, 247]. Durch die Freisetzung verschiedener Proteasen, z. B. durch Endotoxin im Rahmen einer Sepsis oder durch eine akute Pankreatitis, werden zusätzlich Endothelschädigungen hervorgerufen, wodurch die Fähigkeit, Plasminogenaktivatoren zu bilden und freizusetzen, verloren gehen kann [1, 113, 122, 164].

Zur Verhinderung glomerulärer Thrombosierungen ist die glomeruläre fibrinolytische Aktivität entscheidend. Bei erhöhter Thrombinaktivität und Fibrinbildung in den Glomerula wird die glomeruläre Fibrinolyse gesteigert [385]. Glomeruläre Thrombosierungen können erst nach Erschöpfung oder Blockade der glomerulären Fibrinolyse entstehen [32, 399]. Ein Anstieg der Fibrinmonomerkomplexe bei gleichzeitigem Abfall von plasmininduzierten Fibrinspaltprodukten zeigt eine nachlassende Fibrinolyse und ein Überwiegen der intravasalen Gerinnung an und stellt eine schlechte Prognose hinsichtlich Organversagen und Mortalität dar [226].

Nach Entstehen einer disseminierten intravasalen Gerinnung und Bildung von löslichen Fibrinmonomerkomplexen entscheiden bei nicht ausreichender Fibrinolyse lokale Faktoren in der Niere über die Manifestation von Fibrinthromben. Vasokonstriktoren fördern dabei Fibrinablagerungen. Eine Aktivierung des Renin-Angiotensin-Systems oder die Infusion von Katecholaminen führen zu vermehrten Mikrothrombosierungen [296, 433, 473, 481-483]. Thrombin wirkt darüber hinaus selbst vasokonstriktorisch und führt zu einer Abnahme des renalen Blutflusses, die unabhängig von einer glomerulären Thrombosierung ist [179, 180, 354]. Whitaker et al. [483] zeigten, daß eine Angiotensin-II-Infusion glomeruläre Thrombosierungen bei einer disseminierten intravasalen Gerinnung begünstigt und relativ schnell Tubulusnekrosen hervorruft. Ähnliche Ergebnisse wurden durch die Gabe von Adrenalin und Noradrenalin beschrieben [19, 482]. Eine alleinige Gabe von Angiotensin II und Katecholaminen führt dagegen nicht zu glomerulären Thrombosierungen. Die vorherige Auslösung einer intravasalen Gerinnung und die Blockade der Fibrinolyse ist notwendig [296, 481]. Auf der anderen Seite vermindert die Therapie mit α_2-Rezeptoren-Blockern oder eine Suppremierung des Renin-Angiotensin-Systems durch Kochsalzgabe oder Saralasin vor Auslösung einer disseminierten intravasalen Gerinnung die Anzahl von glomerulären Thrombosierungen [356, 357, 432, 433, 481, 482]. Eine Hemmung des Renin-Angiotensin-Systems bei bereits bestehender intravasaler Gerinnung hatte dagegen keine wesentliche Reduzierung von Fibrindepositen zur Folge [432]. Diese Untersuchungen weisen auf das Zusammenwirken von intrarenaler Gerinnung mit renalen vasokonstriktorischen Systemen hin. Widersprüchliche Befunde liegen zur β-Rezeptoren-Blockade vor. Rammer et al. konnten einen günstigen Effekt zeigen, während Whitaker keine Verminderung der Fibrindeposite fand [357, 481].

Nach Untersuchungen von Stahl et al. [434] ist die glomeruläre Filtration ein weiterer entscheidender Faktor für die Entwicklung von glomerulären Fibrinablagerungen. Nach einer thrombininduzierten intravasalen Gerinnung konnten durch Obstruktionen proximaler Tubuli glomeruläre Fibrindeposite in diesen Nephren verhindert werden. Dagegen wurden ausgeprägte Thrombosierungen in den Glomerulakapillaren der Nephren ohne vorherige Tubulusverlegung gefunden. Die Bedeutung der glomerulären Filtration für die Manifestation von Fibrindepositen belegt zusätzlich die besondere Gefährdung der Niere durch eine disseminierte intravasale Gerinnung.

4.4 Akutes experimentelles Nierenversagen

Die ausgeprägten Veränderungen bei Patienten mit akutem Nierenversagen führen zur Frage nach einer Therapie. Sie soll eine fortschreitende Gerinnungsstörung und dadurch Blutungen verhindern und die Durchführung einer Hämodialyse mit der notwendigen Antikoagulation ermöglichen. Eine alleinige Heparintherapie ist oft nicht in der Lage, die disseminierte intravasale Gerinnung zu unterbrechen. Ursache ist der häufig bestehende Antithrombin-III-Mangel. Der Versuch, eine erniedrigte Antithrombin-III-Aktivität durch eine erhöhte Heparindosis zu überspielen, kann bei gefährdeten Patienten zu Blutungen führen. Während bei erniedrigtem Antithrombin III die antikoagulatorische Heparinwirkung reduziert wird, bestehen hämorrhagische Wirkungen des Heparins jedoch weiter. Hirsh [177] konnte zeigen, daß Heparinpräparationen ohne Antithrombin-III-Aktivität über einen Thrombozyteneffekt Blutungen verstärken können. Darüber hinaus kann eine notwendig werdende Therapie mit Blut oder Plasma zum Anstieg des Antithrombin III führen, wodurch die Heparintherapie plötzlich wirksamer und damit risikoreicher wird [240]. Die Gabe von Antithrombin-III-Konzentraten hat sich dagegen v. a. in Kombination mit niedrigen Heparindosierungen als effektive und sichere Therapie der disseminierten intravasalen Gerinnung erwiesen [40, 109, 168, 169].

In einer Studie von Vinazzer [467] war diese Kombinationstherapie der alleinigen Heparintherapie in bezug auf die Wirksamkeit und Verhinderung von Komplikationen überlegen [468]. Die Gabe von „fresh frozen plasma" (FFP) ist bei deutlichem Mangel an Inhibitoren und Gerinnungsfaktoren nicht ausreichend wirksam und kann durch Gehalt an Fibrinolyseaktivatoren aus vorhandenen Leukozyten Blutungen induzieren [396]. Um einen Antithrombin-III-Mangel von 50% bei einem 70 kg schweren Patienten zu normalisieren, werden je nach Ausprägung der disseminierten intravasalen Gerinnung ca. 10 Einheiten FFP benötigt, was wegen der notwendigen Zeit bis zur effektiven Substitution und wegen der Volumenbelastung bei Patienten mit akutem Nierenversagen nicht durchgeführt werden sollte. Eine Substitution von erniedrigten Gerinnungsfaktoren ist erst bei Blutungen und nach Normalisierung des Antithrombin III erforderlich. Hier kommt v. a. die Gabe von Faktor XIII und Prothrombinkonzentraten in Betracht.

Unklar ist, ob die Therapie mit Antikoagulanzien einen günstigen Effekt auf die Nierenfunktion hat. In der Literatur finden sich im wesentlichen kasuistische Berichte und entsprechend widersprüchliche Mitteilungen [204, 211, 230, 453, 474]. Die entscheidende Schwierigkeit der Beurteilung eines Therapieerfolges liegt in dem oft zu späten Beginn der Behandlung. Bei bereits bestehender Oligurie sind mögliche intrarenale Gerinnungsvorgänge oft abgelaufen und können durch eine Antikoagulanzientherapie nur noch geringfügig beeinflußt werden. Darüber hinaus sind die bei bestehender Oligoanurie erhobenen Gerinnungsbefunde Folge der initialen Schädigung oder des Organversagens und ermöglichen keine Aussage über die Ausprägung von Gerinnungsveränderungen zum Zeitpunkt der Nierenschädigung. Aus diesem Grunde wurden Gerinnungsuntersuchungen bei tierexperimenteller Nierenischämie durchgeführt, bei der primär keine systemische Gerinnungsbeeinflussung stattfand. Hierbei sollte untersucht werden, ob und in welchem Ausmaß Gerinnungsveränderungen bei ischämischer Nierenschädigung auftreten. Insbesondere sollte der zeitliche Ablauf von Veränderungen der Gerinnungsparameter erfaßt werden. Eine weitere Fragestellung war, ob die Gerinnungsveränderungen durch verschiedene Therapiemaßnahmen beeinflußt werden können und ob eine derartige Therapie den Verlauf des akuten Nierenversagens beeinflussen kann.

Nach 60minütiger bilateraler Nierenarterienklammerung waren massive Veränderungen der gemessenen Parameter nachweisbar. In der Kontrollgruppe kam es am Ende der Ischämie und noch ausgeprägter 20 min nach Reperfusion zu Zeichen einer disseminierten intravasalen Gerinnung mit einem Abfall der Faktor-VIII-Aktivität, des Antithrombin III, des Fibrinogens und z. T. der Antifaktor-X a-Aktivität. 24 h später waren Antithrombin III und Antifaktor-X a-Aktivität noch signifikant gegenüber dem Ausgangswert erniedrigt, das Fibrinogen massiv angestiegen und die Faktor-VIII-Aktivität wieder normalisiert. Zu diesem Zeitpunkt fand sich ein deutlicher Anstieg der Fibrinmonomerkomplexe. 72 h nach Beendigung der Ischämie waren Antithrombin III, die Faktor-VIII-Aktivität und Fibrinogen reaktiv deutlich erhöht, die Fibrinmonomerkomplexe dagegen normal. Die Fibrinolyseparameter α_2-Antiplasmin und Plasminogen fielen nach der Klammerung und 20 min nach Reperfusion ebenfalls ab. Das Plasminogen erreichte nach 24 h den niedrigsten Wert. Zu diesem Zeitpunkt fand sich eine deutliche Erhöhung des Verhältnisses α_2-Antiplasmin zu Plasminogen als Hinweis auf eine eingeschränkte fibrinolytische Aktivität, die teilweise das Auftreten der Fibrinmonomerkomplexe erklären kann.

Das Prekallikrein fiel ebenfalls nach 24 h am deutlichsten ab, die Kallikreininhibition veränderte sich nicht wesentlich.

Eine Aktivierung von Blutgerinnung und Fibrinolyse nach renaler Ischämie konnte auch von Losonczy u. Harsing [271] nachgewiesen werden, wobei sich eine Thrombozyten- und Fibrinakkumulation in den Nieren fand. Diese Veränderungen der Gerinnungsparameter waren in den 4 Therapiegruppen nur teilweise zu verhindern. In bezug auf die Nierenfunktion hatten alle Substanzen einen signifikanten positiven Effekt auf das Serumkreatinin am Ende der Ischämie. Im weiteren Verlauf hatte Antithrombin III den günstigsten Effekt auf die Nierenfunktion, gefolgt vom C1-Inhibitor. Der Kreatininanstieg war nach 24 h in der Antithrombin III- und in der C1-Inhibitorgruppe signifikant geringer ausgeprägt, nach 36 und 48 h nur noch in der Antithrombin-III-Gruppe nachweisbar. Heparin und Plasminogen hatten keinen signifikanten Einfluß auf das Verhalten des Serumkreatinins.

Den günstigsten Effekt auf die Blutgerinnungsveränderungen zeigte die Antithrombin-III-Therapie, gefolgt von der C1-Inhibitorgruppe, während Heparin und Plasminogen auch hier keinen wesentlichen Einfluß aufwiesen. In der Antithrombin-III-Gruppe fiel die Anti-Faktor-X a-Aktivität erst nach 24 h ab, direkt nach der Ischämie und nach 20minütiger Reperfusion verhielt es sich wie in der Kontrollgruppe. Neben dem Antithrombin-III-Abfall konnte auch ein Faktor-VIII-Abfall durch die Substitution verhindert werden. Allerdings war der Fibrinogenabfall nicht zu vermeiden. Der Anstieg der Fibrinmonomerkomplexe nach 24 h war geringer ausgeprägt als in der Kontrollgruppe. Eine Verminderung des Plasminogens konnte zunächst verhindert werden und trat erst nach 24 h auf, während das α_2-Antiplasmin sich zu keinem Zeitpunkt veränderte. Die geringer ausgeprägten reaktiven Veränderungen der Fibrinolyseparameter sind ein weiterer Hinweis auf den günstigen Einfluß der Antithrombin-III-Therapie auf die Gerinnungsaktivierung nach der renalen Ischämie. Berichte über eine Antithrombin-III-Therapie bei experimentellem ischämischen akuten Nierenversagen liegen bisher nicht vor. Allerdings zeigten Ono et al. [334], daß eine Antithrombin-III-Gabe mit und ohne zusätzliche Heparinisierung einen protektiven Einfluß auf die Nierenfunktion nach Verbrennungen bei Kaninchen hat. Lämmle et al. [249] zeigte eine negative Korrelation zwischen Antithrombin III und dem Ausmaß einer disseminierten intravasalen Gerinnung. Antithrombin III reduzierte die Mortalität des Endotoxinschocks im Kaninchen- und im Rattenexperiment [115, 456]. In diesen Untersuchungen war mit Antithrombin III zwar ein Verbrauch des Faktors XII zu verhindern, die übrigen Gerinnungsparameter, insbesondere der Fibrinogenabfall, ließen sich jedoch entsprechend der Kontrollgruppe nicht beeinflussen [456]. Auch in der vorliegenden Untersuchung war die Gerinnungsaktivierung in der Antithrombin-III-Gruppe nicht vollständig zu vermeiden. Trotzdem wurde der Kreatininanstieg signifikant verringert. Antithrombin III könnte über eine Hemmung von Enzymen, die eine Aktivierung des Faktors XII hervorrufen können, wirksam sein. Eine effektive Hemmung des Faktors XII a kann neben der reduzierten Gerinnungsaktivierung auch über eine verminderte Bildung von vasoaktiven Kininen zu einem günstigen Effekt auf die Nierenfunktion beitragen [456]. Wachtfogel et al. [470] konnte darüber hinaus zeigen, daß Faktor XII a über eine Kallikreinbildung eine Freisetzung von lysosomalen Enzymen aus Leukozyten induziert. Da Antithrombin III den Faktor XII a inhibiert, kommt dem Antithrombin III auch eine therapeutische Funktion in der Blockierung von Granulozytenproteasen zu. Da die substituierte Antithrombin-III-Menge bereits nach 24 h wieder verschwunden ist, erscheint eine wiederholte Gabe bzw. eine kontinuierliche Infusion von Antithrombin III sinnvoll. Hiermit wäre eine noch effektivere Therapie von disseminierten intravasalen Gerinnungsvorgängen denkbar [169, 468]. Antithrombin III kann auch thromboplastinbedingte Veränderungen günstig beeinflussen [283].

Der C1-Inhibitor ist der wichtigste Inhibitor des Faktors XII a und des Kallikreinsystems und ist hierbei stärker wirksam als Antithrombin III

[117, 343, 457]. In der C1-Inhibitor-Gruppe fand sich der geringste Fibrinogenabfall und der geringste Anstieg der Fibrinmonomerkomplexe nach 24 h. Das Antithrombin III fiel wie in der Kontrollgruppe nach der Klammerung und 20 min nach Reperfusion ab, lag allerdings nach 24 h signifikant über der Kontrollgruppe. Das Plasminogen fiel erst nach 24 h signifikant ab. Als Zeichen der C1-Inhibitor-Gabe kam es zu einem Anstieg der Kallikreininhibition und entsprechend zu einem Abfall des Prekallikreins. Ein günstiger Effekt auf die Nierenfunktion fand sich nur in den ersten 24 h nach der Ischämie. Danach unterschied sich das Serumkreatinin nicht mehr von dem der Kontrollgruppe. Dies könnte mit der nachlassenden Wirkung der nur einmalig verabreichten Dosis erklärt werden – zumal die bis dahin erhöhte Kallikreininhibition gegenüber der Kontrollgruppe nach 24 h nicht mehr nachweisbar war. Mit einer Dauerinfusion des C1-Inhibitors konnten Triantaphyllopoulos u. Cho [457] einen Abfall des Faktors XII und der Thrombozyten nach Endotoxingabe bei Kaninchen verhindern, nicht aber den Fibrinogenabfall. Eine effektive Hemmung des endogenen Gerinnungssystems ist deshalb mit dem C1-Inhibitor möglich, nicht aber eine Hemmung des exogenen Systems.

Die Ergebnisse in der Heparingruppe ergaben nur geringe Unterschiede gegenüber dem Kontrollkollektiv. Lediglich der Abfall des α_2-Antiplasmins ließ sich mit Heparin verhindern. Überraschenderweise kam es zu keinem Anstieg der Antifaktor-X a-Aktivität, was auf die im Verhältnis zum Menschen unterschiedliche Pharmakokinetik von Heparin bei Ratten zurückzuführen sein könnte [485]. Die fehlende Wirkung von Heparin könnte auch durch eine zu niedrige Dosierung bedingt sein. Ob allerdings eine Dosiserhöhung oder eine kontinuierliche Gabe günstigere Ergebnisse erbracht hätte, ist fraglich. Losonczy [270] konnte bei renaler Ischämie im Rattenexperiment keinen Einfluß einer hochdosierten Heparintherapie auf die intrakortikale Fibrinbildung finden. Der deutliche Abfall des Antithrombin III erscheint als Ursache der fehlenden Heparinwirkung wahrscheinlicher. Hierfür sprechen auch die Ergebnisse der C1-Inhibitor-Gruppe, in der das Antithrombin III nach 24 h signifikant über den Werten der Kontrollgruppe und der Heparingruppe lag. Damit war ein Effekt auf die Nierenfunktion nachweisbar. Einen günstigen Effekt auf die Nierenfunktion hatte Heparin dagegen bei tierexperimentellen Untersuchungen, die zu weniger massiven Gerinnungsveränderungen führten, wie bei der Reduktion von Nierenparenchym, bei partiellen Niereninfarzierungen oder auf die intravasale Gerinnung bei kurzdauernder Hypotonie [333, 351, 445].

Nach der Plasminogengabe kam es zu einem massiven Anstieg des

Plasminogens auf das Dreifache des Ausgangswertes. Danach erfolgte jedoch ein schneller Abfall auf den Ausgangswert. Die Fibrinolyseaktivierung mit dem Plasminogenverbrauch erfolgte am wahrscheinlichsten reaktiv aufgrund einer gesteigerten Fibrinbildung. Tierexperimentell zeigten Smokovitis et al. [424], daß es beim hypovolämischen Schock zu einem Abfall der Plasminogenaktivatoren in Niere, Lunge und Herz kommt. Saralasin führte direkt zu einem Abfall dieser Aktivität [423]. Eine Zufuhr von Plasminogen bedeutet deshalb nur eine kurzfristige Unterstützung dieser Abwehrreaktion und verhindert den Verbrauch zeitlich sehr begrenzt. So war bereits nach 24 h die zugeführte Plasminogenmenge wieder vollständig verbraucht. Zu diesem Zeitpunkt unterschied sich die Plasminogengruppe in ihren Werten nicht mehr von den übrigen Gruppen.

Aufgrund der ausgeprägten Gerinnungsaktivierung ist deshalb eine alleinige Plasminogengabe ohne vorherige effektive Antikoagulation nicht sinnvoll. Wird dagegen der Gerinnungsprozeß erfolgreich reduziert bzw. unterbrochen, kann eine Plasminogensubstitution zu einer Förderung des Abbaus von gebildetem Fibrin beitragen. Über günstige Ergebnisse einer Plasminogensubstitution bei zusätzlicher Therapie mit Antithrombin III berichteten Egbring et al. [110] u. a. bei Patienten mit akutem Nierenversagen.

Da aber eine Gerinnungsaktivierung und damit eine Fibrinbildung offensichtlich nicht vollständig zu verhindern ist, wäre die zusätzliche Therapie mit Substanzen zu diskutieren, die die Bildung von Fibrindepositen in der Mikrozirkulation verhindern. Wie Untersuchungen bei disseminierter intravasaler Gerinnung und akutem Nierenversagen gezeigt haben, eignen sich hierzu besonders Inhibitoren des Renin-Angiotensin-Systems [356, 432]. Eine Therapie mit Substanzen, die die Gerinnungsaktivierung reduzieren, in Kombination mit einem ACE-Hemmer, der die Fibrinierung reduziert, erscheint nach den hier erhobenen Befunden einer alleinigen Behandlung mit Inhibitoren des Gerinnungssystems überlegen zu sein.

4.5 Nierentransplantation

Die Abstoßungskrise nach Nierentransplantation ist ein typisches Beispiel für das Auftreten einer akuten lokalen intravasalen Gerinnung [264, 293, 297, 345, 378, 401]. Insbesondere bei der hyperakuten Abstoßung ist die pathogenetische Bedeutung der intravasalen Gerinnung unbestritten. Die zunächst lokale Aktivierung der Blutgerinnung kann hierbei in seltenen Fällen einen fulminanten Verlauf nehmen, der zu einer disseminierten intravasalen Gerinnung führt [436, 502]. In der Regel bleibt sie aber auf das transplantierte Organ begrenzt, wobei trotz ausgeprägter renaler Fibrindeposite die Globalgerinnungs- und Fibrinolysetests nicht oder nur gering verändert sind [42, 87, 342]. In der abgestoßenen Niere finden sich Thromben in Arterien und Arteriolen sowie in peritubulären und glomerulären Kapillaren, die zu Rindennekrosen führen können [87, 211, 221, 278, 314]. Starzl et al. [435] berichteten dabei über 5 hyperakute Abstoßungen bei 3 Patienten mit Rindennekrosen der transplantierten Nieren, bei denen sich Fibrinthromben in Arteriolen und Glomerula fanden.

Tierexperimentell konnte die lokale intravasale Gerinnung bei hyperakuter Abstoßung ebenfalls nachgewiesen werden [42, 43, 55, 103, 277, 350, 374]. Brennan et al. [48] zeigten bei sensibilisierten Kaninchen, daß die intravasale Gerinnung 20 min nach Revaskularisation am stärksten ausgeprägt ist. Dabei spiegelte das Ausmaß der Gerinnungsaktivierung den Schweregrad des immunologischen Prozesses wieder. Der Hauptmechanismus der Gerinnungsbeeinflussung bei hyperakuter Abstoßung wird in zirkulierenden Antikörpern gesehen, die über Endothelläsionen im Transplantat und über Komplement die Blutgerinnung aktivieren [48, 55, 211, 490]. Diese Aktivierung geschieht über verschiedene Mechanismen [6, 97, 120, 198, 201, 212, 282, 376, 380, 417]:

1) über eine intrinsische Gerinnungsaktivierung durch Komplement- und Kontaktaktivierung des Faktors XII,
2) über die extrinsische Gerinnungsaktivierung durch freigesetztes Gewebsthromboplastin oder durch prokoagulatorische Substanzen aus Leukozyten,
3) über eine Freisetzung von Faktor VIII von Willebrand, der die Thrombozytenadhäsion am defekten Endothel begünstigt,
4) über eine Aktivierung der Thrombozytenaggregation an Gefäßläsionen.

Zusätzlich zu der Bildung von Fibrinthromben kommt es zu einer sekundären Vasokonstriktion, die durch Freisetzung von vasoaktiven Substanzen wie Serotonin, Histamin, Thromboxan und Plättchenfaktor 4 aus aggregierenden Thrombozyten ausgelöst wird und den renalen Blutfluß reduzieren kann [23, 55, 61, 120, 325, 447].

Insbesondere der Freisetzung des plättchenaggregierenden Faktors wird über vasokonstriktorische und thrombozytenaggregationsfördernde Wirkungen eine wichtige Bedeutung bei der Abstoßungsreaktion zugeschrieben [59, 198, 386].

Zusätzlich wirkt auch Thrombin selbst direkt vasokonstriktorisch [179, 354]. Die Folge ist eine segmentale Vasokonstriktion mit einer Vasodilatation in anderen Bereichen. Hierdurch auftretende Turbulenzen begünstigen intravasale Thrombosierungen, die bevorzugt distal von vasokonstriktorisch veränderten Gefäßbezirken auftreten [222]. Die Fibrinierung der Mikrozirkulation wird durch die Vasokonstriktion außerdem direkt gefördert [296].

Bei der akuten Abstoßung sind die Gerinnungsvorgänge geringer ausgeprägt als bei der hyperakuten Abstoßung. Die Gerinnungsaktivierung ist auf das Organ begrenzt, zum Auftreten einer disseminierten intravasalen Gerinnung kommt es in der Regel nicht [87, 211, 297, 391, 403]. Es finden sich bei der akuten Abstoßung ebenfalls Fibrinthromben und Thrombozytenaggregate in den Kapillaren der Glomerula, die geringer ausgeprägt sind und oft nur elektronenmikroskopisch nachgewiesen werden können [221, 345, 378]. Immunpathologische Untersuchungen zeigen Fibrin- und Faktor-VIII-Antigen-Depositen in Glomerula und Arterien [186]. Es besteht eine Umsatzsteigerung von Fibrinogen und Thrombozyten [7, 131, 475]. Markiertes Fibrinogen und markierte Thrombozyten akkumulieren in der transplantierten Niere [39, 141, 207, 257, 273, 381, 382, 420]. Die Ausscheidung von Fibrinspaltprodukten und von Faktor-VIII-Antigen ist erhöht [29, 75, 150, 188, 379, 401, 405]. In einigen dieser Arbeiten wurden die Fibrinspaltprodukte im Urin als Index der intravaskulären Gerinnungsaktivierung in der Niere angesehen und als prognostischer Faktor gewertet, was sich aber nicht durchsetzen konnte. Untersuchungen von Ruggeri et al. [379] und Ponticelli et al. [344] zeigen, daß die Urinausscheidung von Faktor-VIII-Antigen dagegen besser mit dem Schweregrad der Abstoßungsreaktion korreliert als die Fibrinspaltprodukte und daß falsch-negative und falsch-positive Ergebnisse seltener auftreten als bei der Bestimmung von Fibrinspaltprodukten. Diese Autoren folgerten, daß ihre Untersuchungen die Bedeutung der initalen Endothelschädigung und Faktor-VIII-Freisetzung belegen.

Eine wichtige Bedeutung bei der Aktivierung der Blutgerinnung während einer Abstoßung kommt den Leukozyten zu [376]. Insbesondere Monozyten können prokoagulatorische Substanzen und Thromboplastin produzieren und dadurch das extrinsische Gerinnungssystem aktivieren [178, 275, 336, 409, 451]. Verschiedene Stimuli, wie z. B. Immunkomplexe, Komplement, Lymphokinine führen zu einer vermehrten Bildung von Thromboplastin in Monozyten [183, 275]. 60% der prokoagulatorischen Aktivität finden sich an der Zelloberfläche und stehen damit für die Aktivierung des extrinsischen Gerinnungssystems zur Verfügung [336, 349]. Die vermehrte Bildung von prokoagulatorischen Substanzen in Monozyten durch immunologische Stimuli stellt eine wichtige Verbindung zwischen Immun- und Gerinnungssystem her. Nach Bindung der notwendigen Gerinnungsfaktoren VII, X, V und II an die Zelloberfläche kann es zur Thrombinbildung kommen. Das entstehende Fibrinnetz hemmt die Zellmigration. Neben der Bildung von Faktor VII in Monozyten konnte auch eine Bindung von Faktor VII nachgewiesen werden [53, 458]. Andere Autoren zeigten die Anwesenheit eines funktionell wirksamen Prothrombokinasekomplexes an der Oberfläche isolierter Monozyten [178, 400, 455]. Diese Fähigkeit einer direkten Faktor-X- und Prothrombinaktivierung erklärt die Ergebnisse von Mandel et al. [282], die bei Hunden mit einem Faktor-VII-Mangel keine Reduktion renaler Fibrinthromben und keine Verbesserung der Überlebenszeit von Nierentransplantaten beobachteten. Dagegen kam es zu einer Verlängerung der Transplantatüberlebenszeit bei Tieren mit einem Faktor-VIII-Mangel, was die Bedeutung des intrinsischen Systems bei der Gerinnungsaktivierung im Verlauf von Abstoßungskrisen nochmals belegt [282]. Nach allogener Nierentransplantation läßt sich eine vermehrte Bildung von prokoagulatorischen Substanzen in Monozyten nachweisen. In Monozyten, die aus abgestoßenen Nieren gewonnen wurden, fand sich eine erhöhte prokoagulatorische Aktivität [155]. Rothberger et al. [376] beschrieben eine erhöhte Thromboplastinaktivität auch in Monozyten, die aus nicht abgestoßenen Nierentransplantaten isoliert wurden. Diese Autoren zeigten, daß die erhöhte Bildung durch die transplantierte Niere und nicht durch die Transplantation selbst oder durch postoperative Einflüsse hervorgerufen wird [377]. Halloran et al. [151] berichteten über erhöhte Werte an prokoagulatorischer Aktivität in Monozyten des peripheren Blutes bei Patienten nach Nierentransplantationen. Weiterhin wiesen sie nach, daß die prokoagulatorische Aktivität bei gewaschenen Monozyten Faktor-VII-abhängig, bei ungewaschenen Monozyten dagegen Faktor-VII-unabhängig ist. Dies deutet auf die Bildung einer direkten Prothrombokinase hin oder ist auf die Freisetzung von Faktor VII aus den Zellen zurückzuführen [152]. Ein Anstieg der prokoagulatorischen Aktivität scheint auch ein prädiktiver Faktor bei drohenden Abstoßungskrisen zu sein [80].

Entscheidend für die Manifestation der Fibrinthromben in der Niere ist auch bei der Abstoßung nach Nierentransplantation eine nicht ausreichend wirksame fibrinolytische Aktivität. Eine Reihe von Arbeiten belegt eine massiv erniedrigte glomeruläre fibrinolytische Aktivität bei Abstoßungskrisen. Bergstein u. Michael [31] konnten eine intakte glomeruläre fibrinolytische Aktivität bei 5 Patienten mit funktionierenden Nierentransplantaten zeigen. Dagegen war bei 15 von 17 abgestoßenen Nieren keine fibrinolytische Aktivität in den Glomerula nachweisbar. Im Verlauf der Abstoßung verliert die transplantierte Niere entweder die Fähigkeit, die glomeruläre Fibrinolyse ausreichend zu aktivieren oder die Plasminogenaktivatoren werden verbraucht. Bei Untersuchungen an Kaninchen ging nach der Transplantation ein Abfall der glomerulären Fibrinolyse dem Auftreten von Thromben in den Glomerula voraus [135, 316]. Bei Patienten mit glomerulären Fibrindepositen ist keine fibrinolytische Aktivität in der Niere nachweisbar. Abstoßungskrisen nach Herztransplantationen bei Pavianen führten ebenfalls zu einem Abfall der myokardialen Fibrinolyse, die EKG-Veränderungen vorausging [269].

Eine Ursache der fehlenden fibrinolytischen Aktivität können die früh auftretenden Endothelzellschädigungen bei vaskulären Abstoßungen sein, wodurch die Fähigkeit, Gewebeplasminogenaktivatoren freizusetzen, verloren geht [82, 247, 364]. Eine weitere Erklärung liegt in einem reaktiven Verbrauch von Plasminogenaktivatoren nach vermehrter Fibrinbildung in der Niere. Bei intrarenalen Fibrinbildungen kommt es zu einer massiven Steigerung der glomerulären fibrinolytischen Aktivität, die mit dem Ausmaß der Fibrinbildung korreliert [247, 385]. Bei einer massiven intrarenalen vaskulären Gerinnung im Verlauf einer Abstoßungskrise ist deshalb eine Erschöpfung der Plasminogenaktivatoren denkbar.

Die vorliegenden Befunde demonstrieren eine frühzeitige Blutgerinnungsaktivierung bei Abstoßungsreaktionen, die eine Organschädigung durch den primär immunologischen Mechanismus unterstützen kann. Da zwischen Auslösung der Gerinnung und der klinischen Manifestation einer Organschädigung bzw. dem Auftreten von klinischen Symptomen eine Latenzzeit liegt, könnte der Nachweis einer Gerinnungsaktivierung ein früher Hinweis auf eine beginnende Abstoßung sein. Verbesserte methodische Möglichkeiten könnten die lokale Gerinnungsaktivierung bzw. die Reaktion der Inhibitorsysteme möglicherweise frühzeitig erfassen. Hierzu eignen sich besonders die Bestimmung von Inhibitoren des Blutgerinnungs- und Fibrinolysesystems. Tägliche Verlaufskontrollen sind wegen der individuellen Schwankungen dieser Parameter entscheidend, um Veränderungen beurteilen zu können. Durch die täglichen Kontrollen sollte darüber hinaus der zeitliche Verlauf von Gerinnungsveränderungen während der Nierentransplantation untersucht werden. Derartige Verlaufsuntersuchungen liegen in der Literatur bisher kaum vor. Die meisten Gerinnungsuntersuchungen wurden bei Patienten im stabilen Stadium nach Transplantation oder bei bereits diagnostizierten Abstoßungskrisen durchgeführt. Verlaufsbeobachtungen finden sich nur bei Seitz et al. [404]. In dieser Studie sind allerdings die zeitlichen Abstände zwischen den einzelnen Untersuchungen zu groß, um die gefundenen Veränderungen einer drohenden Abstoßung zuordnen zu können. Darüber hinaus waren bei diesen Patienten nur 7 der 20 nierentransplantierten Patienten mit Cyclosporin A behandelt worden. In der vorliegenden Untersuchung sind dagegen alle Patienten immunsuppressiv mit Cyclosporin A behandelt worden. Zur Beurteilung von Gerinnungsveränderungen ist dies wichtig, weil Hinweise für eine direkte Gerinnungsbeeinflussung durch Cyclosporin A in der Literatur vorliegen. So kam es zu glomerulären Thrombosierungen und einem hämolytisch-urämischen Syndrom bei Patienten nach Knochenmarkstransplantationen [411]. Das Auftreten einer ausgedehnten vaskulären Schädigung mit einem der thrombotisch-thrombozytopenischen purpuraähnlichen Erscheinungsbild wurde ebenfalls unter Cyclosporin A beschrieben [14]. Bei 37 Patienten wurden deshalb vor der Transplantation die Auswirkungen einer Gabe von Cyclosporin A untersucht. Dabei zeigte sich ein signifikanter Anstieg der Faktor-VIII-Aktivität, während Antithrombin III, α_2-Antiplasmin, Antifaktor Xa-Aktivität und Kallikreininhibition signifikant abfielen. Auch bei Patienten nach Nieren- und Lebertransplantation trat ein hämolytisch-urämisches Syndrom unter Cyclosporin A auf [45, 258]. Neild et al. [321] fanden bei Patienten nach Nierentransplantationen ohne Zeichen einer Abstoßung glomeruläre Thrombosierungen unter einer Cyclosporin-A-Therapie. Da glomeruläre Thrombosierungen Zeichen einer akuten vaskulären Abstoßung sind und unter einer Cyclosporin-A-Therapie bisher nicht beschrieben wurden, folgerten die Autoren, daß Glomerulathromben unter Cyclosporin A häufig fälschlicherweise auf eine Abstoßung zurückgeführt worden sind. Das Auftreten eines hämolytisch-urämischen Syndroms und glomerulärer Thrombosierungen scheint dabei dosisabhängig zu sein [51, 319].

Vanrenterghem et al. [463] weisen auf ein gehäuftes Auftreten von Thromboembolien unter Cyclosporin A in der postoperativen Phase im Vergleich mit Azathioprin hin. Es erscheint wahrscheinlich, daß Cyclosporin A diese Veränderung über eine Endothelzellschädigung auslöst, in deren Folge eine Stimulierung der Thrombozytenaggregation, eine Gerinnungsaktivierung und ein Verlust der endothelabhängigen Fibrinolyseaktivierung stattfindet. Die bisher erhobenen Befunde lassen sich hierdurch erklären. So konnte gezeigt werden, daß Cyclosporin A die vaskuläre Bildung von Prostazyklin hemmt [319, 320]. Ein erhöhter plättchenaggregierender Faktor im Serum von Nierentransplantierten fand sich gehäuft bei den Patienten, die ein hämolytisch-urämisches Syndrom oder thrombotische Komplikationen entwickelten [107].

Die ADP-induzierte Thrombozytenaggregation ist unter Cyclosporin A im Vergleich zu mit Azathioprin behandelten Patienten signifikant erhöht, wobei eine Korrelation mit dem Cyclosporin-A-Spiegel besteht

[463]. Über Veränderungen von Gerinnungsparametern wurde ebenfalls vereinzelt unter Cyclosporin A berichtet [189, 463]. Allerdings wurden diese Befunde erst längere Zeit nach der Transplantation erhoben. Gegenregulationen auf Cyclosporin-A-bedingte Gerinnungsbeeinflussungen gingen in diese Untersuchungen mit ein, während hier der akute Effekt von Cyclosporin A erfaßt wurde. Übereinstimmend mit der Literatur fand sich eine erhöhte Faktor-VIII-Aktivität, wobei zwischen Cyclosporin-A-Spiegel und der Faktor-VII-Aktivität eine Korrelation bestand [463]. Fibrinogen, Antithrombin III und Plasminogen waren unter Cyclosporin A höher als in der mit Azathioprin behandelten Gruppe [189, 463]. In dieser Untersuchung dagegen fanden sich erniedrigte Werte. Offenbar kommt es nach einem initialen Abfall zu einem reaktiven Anstieg dieser Parameter, wie es hier im späteren Verlauf nach der Transplantation auch gefunden wurde.

Ein weiterer wichtiger Befund wurde von Carlsen et al. [62] mitgeteilt. Diese Autoren fanden eine Zunahme der prokoagulatorischen Aktivität von Monozyten. Diese Ergebnisse wurden von Thomson et al. [452] bestätigt, die darauf hinwiesen, daß Cyclosporin A möglicherweise die prokoagulatorische Aktivität auch in anderen Zellen steigern kann. Dies könnte zu einer erhöhten Zahl von thromboembolischen Komplikationen beitragen.

In den ersten postoperativen Tagen nach der Nierentransplantation kam es zu einem weiteren Abfall des Antithrombin III, α_2-Antiplasmins, Plasminogens sowie zu einem Anstieg der Faktor-VIII-Aktivität. Unterschiede zwischen den Gruppen ohne bzw. mit späterer Abstoßung bestanden in den ersten 2 postoperativen Tagen nicht. Im weiteren Verlauf fand sich ein Anstieg der abgefallenen Werte, wobei die Inhibitoren Antithrombin III, α_2-Antiplasmin und Kallikreininhibition über den Ausgangswert hinaus anstiegen. Die Faktor-VIII-Aktivität blieb erhöht. Ein erhöhtes Antithrombin III nach Transplantation wurde auch von Woo et al. [494] berichtet. Diese Ergebnisse sind am wahrscheinlichsten als Reaktion auf eine kompensierte Gerinnungsaktivierung zu erklären, was sich klinisch auch in einer erhöhten Inzidenz an Thromboembolien manifestiert. Bergquist et al. [30] fanden in den ersten 3 postoperativen Wochen bei 83 Patienten unter einer Prophylaxe mit Dextran in 24,1 % tiefe Beinvenenthrombosen. Andere Autoren berichten über eine vergleichbare Thrombosehäufigkeit [358]. Neben der postoperativen Aktivierung der Gerinnung, der Freisetzung und Erschöpfung von Plasminogenaktivatoren und dem Anstieg von Akutphasenproteinen begünstigt die Gabe von Kortikosteroiden die Reaktionen des Organismus auf die transplantierte Niere und möglicherweise auch die Cyclosporin-A-Therapie die Thromboseneigung [91, 286, 303, 358, 463, 498]. Folglich sind die postoperativen Gerinnungsveränderungen ausgeprägter als bei vergleichbaren anderen Operationen [95, 170, 176, 303, 338]. Im weiteren Verlauf kommt es dann zu einer reaktiven Erhöhung der Inhibitoren.

In der Gruppe der Patienten mit einer Abstoßungsreaktion kam es nicht zum Auftreten einer disseminierten intravasalen Gerinnung oder Verbrauchskoagulopathie. Die Globalgerinnungs- und Fibrinolysetests verhielten sich bei Patienten mit und ohne Abstoßung nicht unterschiedlich und wurden deshalb nicht erneut bestimmt [391]. Allerdings fand sich in der Gruppe mit einer Abstoßungsreaktion bereits 2–3 Tage vor der klinischen Diagnose einer Abstoßung ein stärkerer Anstieg des Antithrombin III als im Vergleichskollektiv. Dies könnte die Reaktion auf eine lokale Gerinnungsaktivierung im Rahmen der beginnenden Abstoßung sein, um das antithrombotische Potential zu erhöhen und damit das Transplantat vor intravasalen Gerinnungsvorgängen zu schützen. Zu einem Abfall oder Verbrauch des Antithrombin III kam es im Verlauf der weiteren Abstoßung nicht. Dies bedeutet, daß die Gerinnungsaktivierung lokal begrenzt blieb bzw. die durchgeführte Therapie eine systemische Aktivierung verhinderte. Erwartungsgemäß hatten die Patienten mit histologisch gesicherter vaskulärer Abstoßung die höchsten Antithrombin-III-Werte.

Die Fibrinolyseparameter α_2-Antiplasmin und Plasminogen fielen postoperativ ab. Das Plasminogen erreichte im weiteren Verlauf wieder den Ausgangswert, während das α_2-Antiplasmin über die Ausgangswerte hinaus anstieg. In der Abstoßungsgruppe stieg das α_2-Antiplasmin 2–3 Tage vor der klinischen Diagnose ebenfalls an. Dieser Anstieg des α_2-Antiplasmins bei nicht erhöhtem Plasminogen deutet auf eine Hypofibrinolyse mit der möglichen Begünstigung von Mikrothromben hin. Bei keinem Patienten war dagegen eine Hyperfibrinolyse nachweisbar.

Ein Abfall der Kallikreininhibition und des Prekallikreins bei gleichzeitigem Anstieg der kallikreinähnlichen Aktivität zeigt eine Aktivierung des Kallikrein-Kinin-Systems an [3, 127]. Hier kam es jedoch zu einem Anstieg der Kallikreininhibition, bei 10 untersuchten Patienten war die kallikreinähnliche Aktivität nicht erhöht, so daß keine systemische Aktivierung des Kallikreinsystems erfolgte. Der Anstieg der Kallikreininhibition erwies sich als frühzeitiger Hinweis auf eine drohende Abstoßung. Drei Tage vor der klinischen Diagnose stiegen die Mittelwerte deutlicher als im Vergleichskollektiv an und blieben während der Abstoßungsbehandlung erhöht. Bei 10 Patienten wurde mit einem neuen chromogenen Substrat die β-Faktor-XII a-Inhibition erfaßt, die zur Kallikreininhibition parallel verlief. Bei vaskulärer Abstoßung kam es zu Werten bis 230%.

Beide Parameter erfassen im wesentlichen die Aktivität des C1-Inhibitors, der im normalen Plasma der wichtigste Inhibitor des β-Faktor XII a und des Kallikreins ist. Deshalb ist der Anstieg dieser beiden Parameter im wesentlichen auf eine C1-Inhibitor-Erhöhung zurückzuführen. Allerdings ist nicht auszuschließen, daß während der Abstoßung ein Anstieg anderer Inhibitoren zu der erhöhten Kallikrein- und β-Faktor-XII a-Inhibition beiträgt. Für das α_2-Makroglobulin konnte ein derartiger Anstieg hier ausgeschlossen werden. Da der C1-Inhibitor als Inhibitor des intrinsischen Gerinnungssystems und des Kallikreins einen bedeutenden Abwehrmechanismus darstellt, ist sein Anstieg wahrscheinlich auf die lokale Aktivierung im Rahmen der Abstoßungsreaktion zurückzuführen [85, 128, 139, 166, 212, 440].

Insgesamt führt der gemessene Anstieg der Inhibitoren wie Antithrombin III, α_2-Antiplasmin und Kallikreininhibition zu einer Verhinderung einer systemischen Aktivierung, insbesondere der Faktor-XII-abhängigen Systeme, und bewirkt damit einen vermehrten Schutz vor Schäden durch aktivierte Gerinnungsproteasen.

Unabhängig von der Ursache weisen derartige Veränderungen frühzeitig auf eine drohende Abstoßungsreaktion hin. Insbesondere bei der gemeinsamen Betrachtung der Parameter Antithrombin III, α_2-Antiplasmin und Kallikreininhibition, wie es in Form eines Indexes bei Intensivpatienten von Aasen et al. [3] und Smith-Erichsen u. Aasen [421] durchgeführt wurde, finden sich bereits vor der klinischen Diagnosestellung deutlich erhöhte Werte, die der Betrachtung einzelner Parameter überlegen ist. Ein Anstieg dieser Parameter findet sich v. a. bei vaskulärer Abstoßung, während sie sich bei nicht ausgeprägten interstitiellen Abstoßungen nicht wesentlich von der Kontrollgruppe unterscheiden können. Ein Ausbleiben von Veränderungen schließt deshalb eine Abstoßung nicht aus. Wegen der individuellen Schwankungen ist darüber hinaus nur die Verlaufsbeobachtung aussagekräftig. Unklar ist, ob andere Komplikationen im Verlauf nach Nierentransplantation die Gerinnungsparameter auf ähnliche Weise verändern können wie Infektionen, Tubulusnekrosen oder Cyclosporin-A-Nephrotoxizität. Für die routinemäßige Frühdiagnostik eignen sich diese Parameter wahrscheinlich noch nicht und geben nur bei deutlichem Anstieg Hinweise auf eine drohende Abstoßung. Ausbleibende Veränderungen schließen sie dagegen nicht aus.

Der Nachweis der Gerinnungsveränderungen bei Abstoßungskrisen führte schon frühzeitig zu Studien mit einer antithrombotischen Therapie. Kincaid-Smith wies bereits 1969 auf den günstigen Effekt einer Therapie mit oralen Antikoagulanzien und Dipyridamol auf histologische Veränderungen nach Abstoßungen hin [220]. In einer anschließenden kontrollierten Studie zeigte sich mit dieser Kombinationstherapie eine Reduktion von glomerulären und vaskulären Veränderungen im Transplantat der behandelten Gruppe [291]. Unterschiede in der Nierenfunktion ergaben sich zwischen der behandelten und der unbehandelten Gruppe jedoch nicht. Tierexperimentell berichteten mehrere Autoren über günstige Effekte einer Heparintherapie. Heparin verzögerte den Beginn einer hyperakuten Abstoßung und verbesserte Nierenfunktion und renalen Blutfluß, die sich nach Absetzen der Therapie wieder verschlechterten [56, 77, 276, 298]. Busch et al. [55] wiesen dabei auf die zusätzliche Bedeutung von Heparin als Inhibitor für andere Mediatoren des Abstoßungsprozesses unabhängig von der gerinnungshemmenden Wirkung hin. Im Primatenmodell führte bei hyperakuter Abstoßung die Kombinationstherapie von Heparin und Kortikoiden zu einer Verbesserung des renalen Blutflusses und zu einer Reduktion von vaskulären Schädigungen [57]. Die beiden Substanzen allein erreichten nicht die Wirksamkeit der Kombinationsbehandlung.

Eine alleinige Therapie mit Thrombozytenaggregationshemmern erwies sich als wenig wirksam [88, 132, 407]. Eine verlängerte Transplantatüberlebenszeit fanden Mandel et al. [282] bei Hunden mit einem Faktor-VIII-Mangel, Slapak et al. [419] bei thrombozytopenischen Schweinen. Ein Fibrinogenmangel hatte dagegen keinen signifikanten Einfluß bei hyperakuter Abstoßung [308, 419]. George et al. [132] konnten mit Antiaggreganzien und Heparin keinen Einfluß auf Thrombozyten und Fibrinogenumsatz sowie auf das postoperative Überleben von transplantierten Hunden nachweisen.

Bei Patienten nach Nierentransplantation wurden nach diesen ersten Berichten ebenfalls weitere Untersuchungen veröffentlicht. Barnes et al. [20] fanden mit einer Warfarintherapie über einen Zeitraum von 6 Monaten keinen signifikanten Effekt. Eine Dipyridamoltherapie konnte die Inzidenz von Abstoßungen nicht senken [7]. Dagegen führte eine Behandlung mit Heparin zu einer Verlängerung der 3monatigen Überlebenszeit bei Patienten mit akuter Abstoßung und milden vaskulären Schädigungen [427]. Schwere Abstoßungen und chronische Abstoßungen wurden dagegen nicht beeinflußt. Heparin hatte jedoch keinen Effekt mehr, wenn es nicht prophylaktisch, sondern erst nach der klinischen Diagnose einer Abstoßung gegeben wurde [140].

Zusammenfassend zeigen diese Untersuchungen erwartungsgemäß, daß die alleinige Therapie mit Antikoagulanzien oder Antiaggreganzien unbefriedigend wirksam ist. Da die Gerinnungsaktivierung ein sekundärer Effekt ist, kann eine antithrombotische Therapie nur eine Progredienz der Organschädigung durch eine aktivierte Blutgerinnung und deren Folgen verhindern. So ließ sich die Ausprägung von vaskulären Schädigungen senken und dadurch die Transplantatüberlebenszeit verlängern. Bei schwer verlaufenden Abstoßungen kann die Hemmung der sekundären Gerinnungsaktivierung die Organschädigung nicht mehr wesentlich aufhalten. Heparin scheint insgesamt wirksamer als orale Antikoagulanzien zu sein. Orale Antikoagulanzien senken nur die Synthese von Gerinnungsfaktoren und wirken dadurch antithrombotisch. Allerdings sind die verringerten Gerinnungsfaktoren aktivierbar und können für eine intrarenale Gerinnung ausreichend sein.

Da es im Verlauf einer Abstoßung zu einem reaktiven Anstieg von Inhibitoren kommt, könnte theoretisch die Therapie mit diesen Substanzen die natürliche Abwehrreaktion nachahmen und einen protektiven Organschutz ausüben. Eine prophylaktische Behandlung mit spezifischen Inhibitoren, wie z. B. mit Antithrombin-III-Konzentraten führt darüber hinaus im Gegensatz zu der alleinigen hochdosierten Therapie mit Antikoagulanzien und Antiaggreganzien zu keiner erhöhter Blutungsgefahr [110, 169, 467]. Aufgrund der positiven Ergebnisse einer Antithrombin-III-Therapie bei tierexperimentell ischämischer Nierenschädigung wurde die Gabe dieses Inhibitors auch bei Patienten nach Nierentransplantation prophylaktisch durchgeführt. Ziel war, das akute Nierenversagen nach der Nierentransplantation zu verkürzen und dadurch eine schnellere Urinausscheidung zu erreichen. Weiterhin sollte untersucht werden, ob die Anzahl von Abstoßungsreaktionen zu reduzieren ist. Zwei unterschiedliche Therapieformen wurden mit einer Kontrollgruppe verglichen. In der 1. Therapiegruppe wurde das zu transplantierende Organ vor der Implantation mit einer Antithrombin-III-Lösung gespült, in der 2. Gruppe erhielten die Patienten neben der Antithrombin-III-Spülung zusätzlich eine intravenöse Antithrombin-III-Therapie von 1000 E/Tag bis zum Einsetzen einer Urinausscheidung von über 500 ml/Tag. Die Antithrombin-III-Spülung erfolgte unter der Vorstellung einer Herabsetzung der Thrombogenität der zu transplantierenden Niere durch Bindung an das Gefäßendothel. Mit der intravenösen Therapie sollte der postoperative Abfall verhindert und im weiteren Verlauf ein Überschuß des Antithrombin III erreicht werden, um den reaktiven Anstieg dieses Inhibitors therapeutisch herbeizuführen.

In den 3 Gruppen kam es jedoch zu keinem unterschiedlichen Verlauf bei der Aufnahme der Nierenfunktion. Urinausscheidung und Anzahl der notwendigen Hämofiltrationen waren in allen 3 Gruppen vergleichbar groß. Eine Verkürzung des akuten Nierenversagens nach der Transplantation konnte mit den hier durchgeführten Therapieformen nicht erreicht werden. Eine Ursache könnte in dem zu späten Beginn der Therapie liegen, da die Nierenschädigung bereits bei der Explantation erfolgt und eine Antithrombin-III-Spülung zu diesem Zeitpunkt hätte durchgeführt werden müssen. Allerdings konnte durch die intravenöse Therapie mit Antithrombin III überraschenderweise eine Reduktion von Abstoßungen erreicht werden. Durch die Therapie konnte ein postoperativer Antithrombin-III-Abfall weitgehend, aber nicht vollständig verhindert werden – im Gegensatz zu den beiden nicht intravenös behandelten Patientengruppen, bei denen Antithrombin III in den ersten 3 postoperativen Tagen signifikant abfiel. Der ca. 15%ige geringere Abfall in der Therapiegruppe entspricht dem aufgrund dieser Dosis erwarteten Ausmaß. Insbesondere in den ersten postoperativen Tagen ist eine höhere Dosierung von ca. 2000 E notwendig, um die Antithrombin-III-Spiegel über dem Ausgangsniveau zu halten. Ein weiterer Unterschied bestand in der Faktor-VIII-Aktivität und der Kallikreininhibition, die jeweils in der intravenös mit Antithrombin III behandelten Gruppe geringer anstiegen. Dies ist allerdings nur zum Teil auf die Antithrombin-III-Therapie zurückzuführen. Die höhere Anzahl von Abstoßungen könnte dieses Ergebnis mitverursacht haben. Auffallend ist auch in allen 3 Gruppen, daß die durchgeführte subkutane Heparinprophylaxe von 2mal 7500 E pro Tag nicht zu ausreichenden Antifaktor-X a-Spiegeln im 4wöchigen Verlauf nach der Transplantation geführt hat.

Eine Instillation einer Antithrombin-III-Heparin-Lösung wurde mit Erfolg auch bei der Transplantation von mikrovaskulär anastomosierten Unterarmlappen angewandt [104]. Der positive Effekt dieser Therapie wurde mit einer geringeren Thrombosierungsrate im Transplantat erklärt. Die Therapie mit Antithrombin III könnte nach Nierentransplantation eine Schädigung durch eine intravasale Gerinnungsaktivierung verhindert und dadurch die Manifestation von leichten Abstoßungskrisen vermieden haben. Die mögliche Reduktion von Abstoßungskrisen muß allerdings an einer größeren Patientenzahl reproduziert werden. Aufgrund der hier erhobenen Befunde scheint es jedoch sinnvoll, zumindest in den ersten 2-3 Tagen eine höhere Antithrombin-III-Gabe sowie eine höher dosierte subkutane Heparinprophylaxe durchzuführen. Da bei Abstoßungsreaktionen neben dem Antithrombin III die Kallikreininhibition deutlich angestiegen war, ist auch aufgrund der positiven tierexperimentellen Ergebnisse die zusätzliche Kombination mit einem C1-Inhibitor-Konzentrat zu diskutieren. Ein Vorteil der Therapie mit diesen Inhibitoren liegt in ihrer Spezifität für die entsprechenden Proteasen, verbunden mit einem geringen Nebenwirkungsspektrum.

5 Zusammenfassung

In der vorgelegten Arbeit werden Veränderungen von Blutgerinnungs- und Fibrinolyseparametern bei akutem Nierenversagen, chronisch terminaler Niereninsuffizienz und nach Nierentransplantationen sowie der Einfluß einer gezielten Therapie in bezug auf Nierenfunktion und auf Blutgerinnung bei experimentellem Nierenversagen und nach Nierentransplantationen untersucht.

5.1 Untersuchungen der fibrinolytischen Aktivität

Bei 50 nierengesunden Patienten fand sich im Vergleich zum arteriellen und peripher-venösen Blut eine erhöhte fibrinolytische Aktivität in den Nierenvenen, die auf eine Freisetzung von Plasminogenaktivatoren aus den Nieren zurückgeführt wurde. Bei Patienten mit akutem Nierenversagen und chronisch terminaler Niereninsuffizienz ließ sich dies nicht nachweisen. Eine verminderte Freisetzung von Plasminogenaktivatoren könnte deshalb zur verminderten fibrinolytischen Aktivität bei Patienten mit akutem und chronischem Nierenversagen beitragen. Nach ergometrischer Belastung trat sowohl bei nierengesunden wie auch bei Patienten mit chronisch terminaler Niereninsuffizienz eine Aktivierung der Fibrinolyse auf, die aber bei den Dialysepatienten geringer ausgeprägt war. Eine verminderte Aktivierung der Fibrinolyse nach Belastung ist durch eine herabgesetzte Gewebeplasminogenaktivatorfreisetzung aus geschädigtem Endothel zu erklären und deutet auf ein erhöhtes Thromboserisiko hin.

5.2 Patienten mit chronisch terminaler Niereninsuffizienz

Bei 62 Patienten mit chronisch terminaler Niereninsuffizienz, die mit 4 verschiedenen Dialyseverfahren behandelt wurden (Hämodialyse, Hämofiltration, intermittierende Peritonealdialyse, CAPD), fanden sich eine deutliche Hyperkoagulabilität und Zeichen einer verminderten Fibrinolyse mit erhöhten Werten von Fibrinmonomerkomplexen, Fibrinogen, Faktor VIII und z. T. Faktor-XII-Aktivität und α_2-Antiplasmin. Diese Veränderungen waren in beiden Peritonealdialysegruppen deutlich stärker ausgeprägt, so daß diese Patienten im Hinblick auf thromboembolische und vaskuläre Komplikationen besonders gefährdet sind. Eine Ursache dieser unterschiedlichen Ergebnisse könnte in der intermittierenden Heparintherapie bei den extrakorporalen Verfahren liegen.

Um den zeitlichen Einfluß auf die untersuchten Parameter zu erfassen, wurden zusätzlich 35 neu ins Hämodialyseprogramm aufgenommene Patienten ein Jahr verfolgt. Zu Beginn der Dialysebehandlung waren Fibrinogen, Fibrinmonomerkomplexe und Faktor-VIII-Aktivität bereits erhöht. Im Verlauf des Jahres stieg die Faktor-VIII-Aktivität weiter deutlich an, während sich die Fibrinmonomerkomplexe nicht veränderten und das Fibrinogen abfiel. Die Fibrinolyseparameter Plasminogen und α_2-Antiplasmin veränderten sich ebenfalls nicht. Die intermittierende Heparintherapie konnte somit eine langfristige Zunahme der bestehenden Hyperkoagulabilität verhindern. Allerdings kam es im Verlauf des 1. Dialysejahres zu einem leichten Abfall des Antithrombin III und zu einem Anstieg der Triglyceride, was z. T. auf die Heparinbehandlung zurückzuführen ist.

5.3 Patienten mit akutem Nierenversagen

Im Gegensatz zur chronischen Niereninsuffizienz finden sich beim akuten Nierenversagen auch akut auftretende Gerinnungsstörungen, die durch die Grunderkrankungen ausgelöst werden. Neben der Beteiligung am Entstehen und an der Progredienz des akuten Nierenversagens können Blutgerinnungsstörungen den klinischen Verlauf durch thromboembolische und hämorrhagische Komplikationen ungünstig beeinflussen und die notwendige Antikoagulanzientherapie bei der extrakorporalen Zirkulation der Hämodialyse erschweren. Bei 28 Patienten mit akutem oligoanurischem Nierenversagen fanden sich Zeichen einer disseminierten intravasalen Gerinnung. Die Fibrinmonomerkomplexe, die Faktor-VIII-Aktivität und das Fibrinogen waren deutlich erhöht. Der Abfall der Antithrombin-III-Aktivität bedeutet neben dem verminderten Schutz gegen intravasale Gerinnungsvorgänge eine reduzierte Heparinwirksamkeit. Zusätzlich fand sich ein erniedrigtes Plasminogen und ein leicht erhöhtes α_2-Antiplasmin, was als Zeichen einer verminderten fibrinolytischen Aktivität zu werten ist.

5.4 Tierexperimentelle Untersuchungen bei ischämischem akutem Nierenversagen

Die Ausprägung der Gerinnungsveränderung bei akutem Nierenversagen führt zur Frage einer gezielten Therapie. Bei bereits bestehender Oligoanurie sind mögliche intrarenale Gerinnungsvorgänge bereits abgelaufen und können durch eine Antikoagulanzientherapie oft nicht mehr beeinflußt werden. Zudem erlauben die erhobenen Befunde bei Oligoanurie keine Aussagen über Veränderungen zum Zeitpunkt der initialen Schädigung. Um Ausmaß und zeitlichen Ablauf von Gerinnungsveränderungen und Nierenfunktion sowie die Auswirkungen einer Therapie zu beurteilen, erfolgten Untersuchungen bei experimentellem ischämischen Nierenversagen der Ratte. Hierzu wurde eine 60minütige bilaterale Nierenklammerung durchgeführt. Untersuchungen des Kreatinins und der Gerinnungsparameter erfolgten vor und direkt nach Beendigung der Ischämie sowie 20 min, 24, 36, 48, 72 und 168 h nach Beendigung der Klammerung. Vor der Klammerung erhielt jeweils eine Gruppe Antithrombin III, C1-Inhibitor, Heparin, Plasminogen oder NaCl-Lösung als Kontrolle appliziert. In der Kontrollgruppe kam es am Ende der Ischämie und noch ausgeprägter 20 min nach Reperfusion zu deutlichen Zeichen einer disseminierten intravasalen Gerinnung mit einem Abfall des Faktor VIII, des Antithrombin III, des Fibrinogen und der Antifaktor-X a-Aktivität. Im weiteren Verlauf erfolgte ein Wiederanstieg der Werte, teilweise massiv über den Ausgangswert hinaus. Die reaktive Fibrinolyse führte zu einem Abfall des Plasminogens, das seinen niedrigsten Wert nach 24 h erreichte. Diese Veränderungen der Gerinnungsparameter waren in den 4 Therapiegruppen nur teilweise zu verhindern. Den günstigsten Effekt auf die Blutgerinnungsveränderungen hatte die Antithrombin-III-Therapie, gefolgt von der C1-Inhibitor-Therapie, während Heparin- und Plasminogentherapie keinen wesentlichen Effekt verzeichnen konnten. In bezug auf die Nierenfunktion zeigten alle 4 Substanzen einen positiven Effekt auf das Kreatinin am Ende der Ischämie. Im weiteren Verlauf war der Kreatininanstieg nach 24 h in der Antithrombin-III- und in der C1-Inhibitor-Gruppe signifikant geringer ausgeprägt als in der Kontrollgruppe, nach 36 und 48 h fand sich nur in der Antithrombin-III-Gruppe ein signifikant geringerer Kreatininanstieg. Heparin und Plasminogen hatten keinen wesentlichen Einfluß auf das Verhalten des Serumkreatinins im Verlauf der 7tägigen Beobachtungszeit. Am letzten Untersuchungszeitpunkt, 168 h nach erfolgter Reperfusion, war das Serumkreatinin in allen Gruppen wieder im Normbereich.

5.5 Patienten nach Nierentransplantation

Bei 112 Patienten wurden nach einer Nierentransplantation präoperativ und postoperativ 4 Wochen täglich Gerinnungsuntersuchungen durchgeführt. Bei 37 Patienten erfolgten Blutentnahmen zusätzlich vor und nach der 1. Cyclosporin-A-Gabe. Dabei zeigte sich eine direkte Beeinflussung von Gerinnungsparametern durch Cyclosporin A: Die Faktor-VIII-Aktivität stieg signifikant an, Antithrombin III, Kallikreininhibition, α_2-Antiplasmin und Antifaktor-X a-Aktivität fielen ab. Diese Befunde lassen sich am besten auf eine cyclosporinbedingte Endothelschädigung zurückführen und können das beobachtete gehäufte Auftreten von glomerulären Thrombosierungen und tiefen Beinvenenthrombosen begünstigen. Die 112 Patienten wurden in 2 Studien ausgewertet. Zunächst wurden 27 Patienten mit Abstoßungsreaktionen 34 Patienten ohne Hinweise für eine Abstoßung gegenübergestellt. In den ersten postoperativen Tagen und nach der Nierentransplantation kam es zu einem Abfall des Antithrombin III, α_2-Antiplasmin, Plasminogen und zu einem Anstieg der Faktor-VIII-Aktivität. Unterschiede zwischen den beiden Gruppen mit bzw. ohne spätere Abstoßung bestanden nicht. Im weiteren Verlauf fand sich ein Anstieg der abgefallenen Werte, wobei die Inhibitoren Antithrombin III, α_2-Antiplasmin, Kallikreininhibition und die Faktor-VIII-Aktivität über den Ausgangswert hinaus anstiegen. Diese Ergebnisse sind Folge der postoperativen Aktivierung der Gerinnung, der Gabe von Kortikoiden und Cyclosporin A und der Reaktion des Organismus auf die transplantierte Niere. In der Gruppe der Patienten mit Abstoßung kam es dann bereits 2-3 Tage vor der klinischen Diagnose zu einem deutlichen Anstieg des Antithrombin III, des α_2-Antiplasmin und der Kallikreininhibition, besonders bei vaskulären Abstoßungen. Dies ist als Reaktion auf die lokale Gerinnungsaktivierung im Rahmen der Abstoßung zu werten, die bereits vor dem klinischen Symptom einer Organschädigung auftritt. In einer 2. Untersuchung wurde aufgrund der tierexperimentellen Ergebnisse bei 51 weiteren Patienten die Wirkung einer Therapie mit Antithrombin III untersucht. Zwei unterschiedliche Therapieformen wurden mit einer Kontrollgruppe verglichen. In der 1. Therapiegruppe wurde das zu transplantierende Organ vor der Implantation mit Antithrombin-III-Lösung gespült, in der 2. Gruppe erhielten die Patienten neben der Spülung zusätzlich eine intravenöse AT-III-Therapie von 1000 E/Tag bis zum Beginn der Urinausscheidung von über 500 ml. In den 3 Gruppen kam es jedoch zu keinem unterschiedlichen Verlauf der Aufnahme der Nierenfunktion. Urinausscheidung und Anzahl der notwendigen Hämofiltrationen waren in allen 3 Gruppen vergleichbar.

Allerdings konnte durch die intravenöse Therapie mit Antithrombin III eine Reduktion von Abstoßungen erreicht werden. Dabei war der Faktor-VIII-Anstieg in der intravenös mit Antithrombin III behandelten Gruppe geringer ausgeprägt und die Antithrombin-III-Werte lagen therapiebedingt höher als in den beiden anderen Gruppen.

6 Literatur

1. Aasen AO, Ohlsson K, Larsbraaten M, Amundsen E (1978) Changes in plasminogen levels, plasmin activity and activity of antiplasmin during endotoxin shock in dogs. Eur Surg Res 10: 63-72
2. Aasen AO, Dale J, Ohlsson K, Gallimore M (1978) Effects of slow intravenous administration of endotoxin on blood cells and coagulation in dogs. Eur Surg Res 10: 194-205
3. Aasen AO, Smith-Erichsen N, Amundsen E (1985) Studies on pathological plasma proteolysis in patients with septicemia. Scand J Clin Lab Invest [Suppl 178] 45: 37-45
4. Addis T (1948) Glomerular nephritis. MacMillian, New York
5. Ambruso DR, Durante DP, McIntosh RM, Hathaway WE (1977) Factor VIII and renal disease. Ann Intern Med 87: 636-637
6. Amery AH, Pegrum GD, Risdon RA, Williams G (1973) Nature of hyperacute (accelerated second set) rejection in dog renal allografts and effects of heparin on rejection process. Br Med J I: 455-458
7. Anderson M, Dewar P, Fleming LB et al. (1974) A controlled trial of dipyridamole in human renal transplantation and an assessment of platelet function studies in rejection. Clin Nephrol 2: 93-99
8. Andrassy K (1979) Nephrologie and Hämostase. Aktuel Nephrol 12: 635-647
9. Andrassy K, Ritz E (1985) Uremia as a cause of bleeding. Am J Nephrol 5: 313-319
10. Andrassy K, Buchholz L, Bleyl U, Ritz E, Seidel D (1976) Topography of human urokinase activity in renal tissue. Nephron 16: 213-219
11. Andrassy K, Koderisch J, Fritz S, Bechtold H, Sonntag H (1986) Alteration of hemostasis associated with cefoperazone treatment. Infection 14: 27-31
12. Angles-Cano E, Rondeau E, Delarue F, Hagege J, Sultan Y, Sraer JD (1985) Identification and cellular localization of plasminogen activators from human glomeruli. Thromb Haemost 54: 688-692
13. Arskog D, Aksnes L, Lehman V (1980) Low 1,25 dihydroxyvitamin D in heparininduced osteopenia. Lancet II: 650-651
14. Atkinson K, Biggs JC, Hayes J, Ralston M, Dodds AJ, Concannon AJ, Naidoo D (1983) Cyclosporin A associated nephrotoxicity in the first 100 days after allogeneic bone marrow transplantation: three distinct syndromes. Br J Haematol 54: 59-67
15. Avioli L (1975) Heparin induced osteopenia, a reappraisal. Adv Exp Med 52: 375-387
16. Aviram M, Rosenblat M, Potesman M, Dankner G, Brook JG (1986) Plasma lipoprotein and platelet function after heparin injection: studies in normal fasted and

postprandial and in type V hyperlipoproteinemic subjects. Biochem Med Metab Biol 35: 279-292
17. Bachmann F, Ing TS, Sagartz S (1975) Hyperkoagulabilität und kompensierte intravaskuläre Gerinnung bei chronischer Niereninsuffizienz und nach Nierentransplantation. Schweiz Med Wochenschr 105: 1771-1773
18. Bagdade JD (1980) Accelerated atherosclerosis in patients on maintenance dialysis. Year Book Medical Publishers, Chicago, pp 7-21
19. Barksdale B, Henson EC, Brunson JG (1970) Effects of epinephrine on the generalized Shwartzman reaction. Arch Pathol Lab Med 89: 259-265
20. Barnes AD, Coles GA, White HJO (1974) A controlled trial of anticoagulants in cadaveric renal transplantation. Transplantation 17: 491-494
21. Barthels M, Poliwoda H (1980) Gerinnungsanalysen. Thieme, Stuttgart
22. Barzu T, Molho P, Tobelem G, Petitou M, Caen JP (1984) Binding of heparin and low molecular weight heparin fragments to human vascular endothelial cells in culture. Nouv Rev Fr Hematol 26: 243-247
23. Baumgartner HR, Tschopp TB (1977) Platelet mediated vasoconstriction: evidence in vivo. Thromb Haemost 38: 186
24. Behring-Werke (1979) Großer Gerinnungsstatus. Behringwerke, Frankfurt am Main
25. Bemis J, Rigney J, Sosin A, Deane N (1977) Enhanced platelet aggregation in chronic renal failure patients receiving hemodialysis treatment. Trans Am Soc Artif Intern Organs 23: 48-51
26. Bengtsson G, Olivecrona R, Hok M, Riesenfeld J, Lindahl U (1980) Interaction of lipoprotein lipase with native and modified heparin-like polysaccharides. Biochem J 189: 625-633
27. Bennett NB, Ogston D (1970) Inhibitors of the fibrinolytic enzyme system in renal disease. Clin Sci 39: 549-557
28. Bennett NB, Ogston D, Crawford GPM, Douglas AS (1973) The fibrinolytic enzyme system in hypertension. J Clin Pathol 26: 351-353
29. Bennett NM, Bennett D, Holland NH, Luke RG (1972) Serum fibrin degradation products in the diagnosis of transplantation rejection. Transplantation 14: 311-316
30. Bergquist D, Bergentz SE, Bornmyr S, Husberg B, Konrad P, Ljungner H (1985) Deep vein thrombosis after renal transplantation: a prospective analysis of frequency and risk factors. Eur Surg Res 17: 69-74
31. Bergstein JM, Michael AF (1972) Cortical fibrinolytic activity in normal and diseased human kidneys. J Lab Clin Med 79: 701-709
32. Bergstein JM, Hoyer JR, Michael AF (1974) Glomerular fibrinolytic activity following endotoxin-induced glomerular fibrin deposition in the pregnant rat. Am J Pathol 75: 195-199
33. Berkada B, Akokan, G, Derman U (1971) Fibrinolytic response to physical exercise in males. Atherosclerosis 13. 85-91
34. Bernik MB (1973) Increased plasminogen activator (urokinase) in tissue culture after fibrin deposition. J Clin Invest 52: 823-834
35. Bernik MB, Kwaan HC (1969) Plasminogen activator activity in cultures from human tissues. An immunological and histochemical study. J Clin Invest 48: 1740-1753
36. Bertele V, Roncaglioni ML, Donati MB, de Gaetano G (1983) Heparin counteracts the antiaggregating effect of prostacyclin by potentiating platelet aggregation. Thromb Haemost 49: 81-83

37. Bick RL, Diekes ML, Wilson WL, Fekete LF (1977) Antithrombin III (AT III) as a diagnostic aid in disseminated intravascular coagulation. Thromb Res 10: 721-729
38. Binnema DJ, Iersel JJL van, Dooijewaard G (1986) Quantification of urokinase antigen in plasma and culture media by use of an elisa. Thromb Res 43: 569-577
39. Blamey RW, Renney JTG, Baxter TY, Deans BJ (1973) The use of 125J-fibrinogen in the detection of renal allograft rejection. Transplantation 16: 5-8
40. Blauhut B, Kramar H, Vinazzer H, Bergmann H (1985) Substitution of antithrombin III in shock and DIC: a randomized study. Thromb Res 39: 81-89
41. Bleyl U, Kuhn W, Graeff H (1969) Retikuloendotheliale Clearance intravasaler Fibrinmonomere in der Milz. Thromb Diath Haemorrh 22: 87-100
42. Boehmig HJ, Giles GR, Amemiya H et al. (1971) Hyperacute rejection of renal homografts: with particular reference to coagulation changes, humoral antibodies and formed blood elements. Transplant Proc 3: 1105-1116
43. Böhmig HJ (1971) Untersuchungen zur Pathogenese der hyperakuten Abstoßung von Homo- und Heterotransplantaten der Niere beim Hund. Wien Klin Wochenschr 24: 429-436
44. Boneu B, Durand D, Counillon F, Charlet JP, Bierme R, Suc JM (1978) Increased level of factor VIII complex in severe arterial hypertension. Haemostasis 7: 332-338
45. Bonser RS, Adu D, Franklin I, McMaster P (1984) Cyclosporin-induced haemolytic uraemic syndrome in liver allograft recipient. Lancet II: 1337
46. Brandt P, Jespersen J, Sorensen LH (1981) Antithrombin III and platelets in haemodialysis patients. Nephron 28: 1-3
47. Breddin HK (1986) Akute und chronische Verbrauchskoagulopathie und Nierenerkrankungen. Nieren Hochdruckkr 15: 344-349
48. Brennan TG, Giles GR, Rajah SM, Davison AM, Guillou PJ (1977) Coagulation changes in sensitized canine renal allografts. Br J Surg 64: 15-22
49. Brown JE, Baugh RF, Hougie C (1979) Effect of exercise on the factor VIII complex: a correlation of the von Willebrand antigen and factor VIII coagulant antigen increase. Thromb Res 15: 61-67
50. Brown PM, Johnston KW, Fenton SSA, Cattran DC (1981) Symptomatic exacerbation of peripheral vascular disease with chronic ambulatory peritoneal dialysis. Clin Nephrol 16: 258-261
51. Brown Z, Neild GH, Willoughby JJ, Somia NV, Cameron SJ (1986) Increased factor VIII as an index of vascular injury in cyclosporine nephrotoxicity. Transplantation 42: 150-153
52. Broyer M, Brunner FP, Brynger H et al. (1982) Combined report on regular dialysis and transplantation in Europe. Proc Eur Dial Transplant Assoc Eur Ren Assoc 19: 2-59
53. Broze GJ Jr (1982) Binding of human factor VII and VIIa to monocytes. J Clin Invest 70: 526-535
54. Buluk K, Furman M (1962) On the controlling function of the kidneys in fibrinolysis. Experientia 18: 146-147
55. Busch GJ, Martins ACP, Hollenberg NK, Wilson RW, Colman RW (1975) A primate model of hyperacute renal allograft rejection. Am J Pathol 79: 31-56
56. Busch GJ, Kobayashi K, Hollenberg NK, Birtch AG, Colman RW (1975) Hyperacute renal allograft rejection in the primate. Am J Pathol 80: 1-19
57. Busch GJ, Martins ACP, Hollenberg NK, Moretz RC, Wilson RE, Colman RW

(1976) Successful short-term modification of hyperacute renal allograft rejection in the primate. Am J Pathol 82: 43-60
58. Cade JF, Buchanan MR, Boneu B, Ockelford P, Carter CJ, Cerskus AL, Hirsh J (1984) A comparison of the antithrombotic and haemorrhagic effects of low molecular weight heparin fractions: the influence of the method of preparation. Thromb Res 35: 613-625
59. Camussi G (1986) Potential role of platelet-activating factor in renal pathophysiology. Kidney Int 29: 469-477
60. Canavese C, Stratta P, Pacitti A et al. (1982) Impaired fibrinolysis in uremia: partial and variable correction by four different dialysis regimes. Clin Nephrol 17: 82-89
61. Capitanio A, Mannucci PM, Ponticelli C, Pareti F (1982) Detection of circulating released platelets after renal transplantation. Transplantation 33: 298-301
62. Carlsen E, Courillon-Mallet A, Prydz H (1985) Effect of cyclosporin A on procoagulant activity in mononuclear blood cells and monocytes in vitro. Clin Exp Immunol 60: 407-416
63. Carter CJ, Kelton JG, Hirsh J, Gent M (1981) Relationship between the antithrombotic and anticoagulant effects of low molecular weight heparin. Thromb Res 21: 169-174
64. Carter CJ, Kelton JG, Hirsh J, Santos AV, Gent M (1982) The relationship between the hemorrhagic and antithrombotic properties of the low molecular weight heparin in rabbits. Blood 59: 1239-1245
65. Carvalho ACA (1983) Bleeding in uremia-a clinical challenge. N Engl J Med 308: 38-39
66. Carvalho JS, Carvalho ACA, Vaillancourt RA, Page LB, Colman RW, Landwehr DM, Oken DE (1978) The pathogenetic significance of intravascular coagulation in experimental acute renal failure. Nephron 22: 484-491
67. Cash JD, Woodfield DG (1968) Fibrinolytic response to moderate exercise in 50 healthy middle-aged subjects. Br Med J II: 658-661
68. Cash JD, Woodfield DG, Allan AGE (1970) Adrenergic mechanisms in the systemic plasminogen activator response to adrenaline in man. Br J Haematol 18: 487-494
69. Castaldi PA, Rozenberg MC, Stewart JH (1966) The bleeding disorder of uraemia: a qualitative platelet defect. Lancet II: 66-69
70. Charytan C, Purtilo D (1969) Glomerular capillary thrombosis and acute renal failure after epsilon-amino caproic acid therapy. N Engl J Med 280: 1102-1104
71. Cheney K, Bonnin JA (1962) Haemorrhage, platelet dysfunction and other coagulation defects in uraemia. Br J Haematol 8: 215-222
72. Cheung AK, Henderson LW (1986) Effects of complement activation by hemodialysis membranes. Am J Nephrol 6: 81-91
73. Clark J, Hochman R, Rolla AR, Thomas S, Miller DG, Kaldany A, Délia JA (1983) Coagulopathy associated with the use of cephalosporin or moxalactam antibiotics in acute and chronic renal failure. Clin Exp Dial Apher 7: 177-190
74. Clarkson AR, MacDonald MK, Fuster V, Cash JD, Robson JS (1970) Glomerular coagulation in acute ischaemic renal failure. Q J Med 39: 585-599
75. Clarkson AR, Morton JB, Cash JD (1970) Urinary fibrin/fibrinogen degradation products after renal homotransplantation. Lancet II: 1220-1225
76. Clauss A (1957) Gerinnungsphysiologische Schnellmethode zur Bestimmung des Fibrinogens. Acta Haematol 17: 237-246
77. Clyne DH, Kincaid-Smith P, Ribush NT, Morris PJ, Marshall VC (1970) Improve-

ment in renal blood flow of rejecting renal allografts during heparin infusion. Med J Aust 1: 522-524
78. Cochran M, Lawton S, Rowlands LM (1979) Fibrinous pericaditis and fibrinolysis in chronic dialysis patients. Clin Nephrol 11: 23-25
79. Cohen BD, Patel H, Kornhauser RS (1977) Alternate reasons for atherogenesis in uremia. Proc Dial Transplant Forum 7: 178-180
80. Cole EH, Cardella CJ, Schulman J, Levy GA (1985) Monocyte procoagulant in activity and plasminogen activator. Transplantation 40: 363-371
81. Collen D (1980) Natural inhibitors of fibrinolysis. J Clin Pathol [Suppl 14] 33: 24-30
82. Collen D, Lijnen HR (1986) The fibrinolytic system in man. CRC Crit Rev Oncol Hematol 4: 249-301
83. Collen D, Schetz J, De Cock F, Holmer E, Verstraete M (1977) Metabolism of antithrombin III in man: effects of venous thrombosis and of heparin administration. Eur J Clin Invest 7: 27-35
84. Colman RW (1984) Surface-mediated defense reactions. The plasma contact activation system. J Clin Invest 73: 1249-1253
85. Colman RW, Schmaier AH (1986) The contact activation system: biochemistry and interactions of these surface-mediated defense reactions. CRC Crit Rev Oncol Hematol 5: 57-85
86. Colman RW, Wong PY (1977) Participation of hageman factor dependent pathways in human disease states. Thromb Haemost 38: 751-775
87. Colman RW, Braun WE, Busch GJ, Dammin GJ, Merrill JP (1969) Coagulation studies in the hyperacute and other forms of renal-allograft rejection. N Engl J Med 281: 685-691
88. Colman RW, Habal M, Hollenberg NK, Birtch AG, Busch GJ (1976) Hyperacute renal allograft rejection in the primate. Am J Pathol 82: 25-42
89. Colwell JA (1986) Effects of exercise on platelet function, coagulation, and fibrinolysis. Diab Metab Rev 1: 501-512
90. Corda R, Alberti M, Cacocci L, Putzolu G, Mannucci PM (1979) An increased factor VIII-antigen as an indicator of endothelial damage in measles. Thromb Res 14: 805-810
91. Cosgriff SW (1951) Thromboembolic complications associated with ACTH and cortisone therapy. JAMA 147: 924-926
92. Crawford GA, Sardie E, Stewart JH (1979) Heparin-released plasma lipases in chronic renal failure and after renal transplantation. Clin Sci 57: 155-165
93. Crisnic I, Cucuianu M, Manasia M, Uza G (1971) Disseminated intravascular coagulation and acute renal failure. Thromb Diath Haemorrh 26: 332-340
94. Date A, Pulimood R, Jakob CK, Kirubakaran MG, Shastry JCM (1986) Haemolytic-uraemic syndrome complicating snake bite. Nephron 42: 89-90
95. Davies JWL, Liljedahl S-O, Reizenstein P (1970) Fibrinogen metabolism following injury and its surgical treatment. Injury 1: 178-185
96. Davis GL, Abildgaard CF, Bernauer EM, Britton M (1976) Fibrinolytic and haemostatic changes during and after maximal exercise in males. J Appl Physiol 40: 287-291
97. Delvos U, Müller-Berghaus G (1985) Die Bedeutung des Endothels der Gefäßwand für die Aufrechterhaltung der Hämostase. Klin Wochenschr 63: 1237-1246
98. Denson KWE (1977) The ratio of factor VIII-related antigen and factor VIII biological activity as an index of hypercoagulability and intravascular clotting. Thromb Res 10: 107-119

99. Deykin D (1983) Uremic bleeding. Kidney Int 24: 698-705
100. Diehm C, Moerl H, Schettler G (1984) Beeinflussung von Blutgerinnung und Fibrinolyse durch körperliche Aktivität. Klin Wochenschr 62: 299-302
101. Docci D, Turci F, Del Vecchio C, Bilancioni R, Cenciotti L, Pretolani E (1984) Hemodialysis - associated platelet loss: study of the relative contribution of dialyzer membrane composition and geometry. Int J Artif Organs 7: 337-340
102. Dooijewaard G, Tersel JJL van, Los P, Kluft C (1983) The intrinsic system of fibrinolysis: identification and partial purification of plasma urokinase. In: Davidson JF, Bachmann F, Bouvier CA, Kruithof EO (eds) Progress in fibrinolysis VI. Churchill Livingstone, Edinburgh London Melbourne New York, pp 46-49
103. Drannik GN, Yena YM (1979) Hemocoagulation disorders in kidney allotransplants, caused by preformed antirenal antibodies. Thromb Res 16: 527-536
104. Drommer R, Merten HA, Stankovic P, Köstering H (1984) Instillation von Heparin-Antithrombin III-Lösungen zur Verbesserung der Transplantationserfolge bei mikrovaskulär anastomisierten Unterarmlappen. In: Köstering H (Hrsg) Antithrombin III. Schattauer, Stuttgart S 185-190
105. Drukker W (1978) Haemodialysis: A historical review. In: Drukker W, Parsons M, Maher JF (eds) Replacement of renal function by dialysis. Nijhoff, Dordrecht, pp 3-37
106. Dunn FW, Soria C, Thomaidis A, Soria J, Dupuy E, Bellucci S, Tobelem G (1984) Interaction of platelets with standard heparin and low molecular weight fractions. Nouv Rev Fr Hematol 26: 249-253
107. Dyck RF, Kappell JE, Sheridan D, Card RT (1986) Reversible cyclosporine-associated hemolytic uremic syndrome in a renal transplant recipient: a role for a platelet aggregating factor? Transplant Proc 18: 228-229
108. Edward N (1973) Fibrinolysis in patients on regular hemodialysis. Clin Nephrol 1: 97-100
109. Egbring R (1984) Erworbene Gerinnungsstörungen bei Patienten mit internistischen Erkrankungen. Med Welt 35: 1433-1437
110. Egbring R, Seitz R, Burghard R, Wolf M (1987) Gerinnungsstörungen bei Infektionen und Sepsis. In: Mammen EF (Hrsg) Intensivmedizin aktuell. Medizinische Verlagsgesellschaft, Marburg, S 81-98
111. Eika C (1972) On the mechanism of platelet aggregation induced by heparin, protamine, and polybrene. Scand J Haematol 9: 248-257
112. Eknoyan G, Wacksman SJ, Glueck HJ, Will JJ (1969) Platelet function in renal failure. N Engl J Med 280: 677-681
113. Erickson LA, Schleef RR, Ny T, Loskutoff DJ (1985) The fibrinolytic system of the vascular wall. Clin Haematol 14: 513-530
114. Erickson RV, Williman M, Pendras JP (1966) A true hypercoagulability state in patients on chronic hemodialysis. Trans Am Soc Artif Intern Organs 12: 205-206
115. Everett MM, Emerson TE (1984) Antithrombin III (ATIII) increase survival and diseases mortality during endotoxin shock in the rat. Circ Shock 13: 29
116. Ferguson EW, Guest NM (1974) Exercise, physical conditioning, blood coagulation and fibrinolysis. Thromb Diath Haemorrh 31: 63-71
117. Forbes CD (1981) Thrombosis and artificial surfaces. Clin Haematol 10: 653-668
118. Forbes CD, Pensky J, Ratnoff OD (1970) Inhibition of activated hageman factor and activated plasma thromboplastin antecedent by purified serum C1 inactivator. J Lab Clin Med 76: 809-815
119. Frampton G, Parbtani A, Marchesi D, Duffus P, Livio M, Remuzzi G, Cameron

JS (1983) In vivo platelet activation with in vitro hyperaggregability to arachidonic acid in renal allograft recipients. Kidney Int 23: 506–513
120. Friberger P (1982) Chromogenic peptide substrates. Scand J Clin Lab Invest [Suppl 162] 42: 1–298
121. Friberger P, Gallimore MJ (1986) Activation of fibrinolysis. In: Köstering H, Kreuzer H, Neuhaus KL (Hrsg) Thrombolytische Therapie des akuten Myokardinfarktes. Schattauer, Stuttgart, S 21–26
122. Fuchs U, Graff J (1986) Gefäßwand und Fibrinolyse. Pathologische Aspekte. Folia Haematol 113: 176–183
123. Fuster V, Bowie EJW, Lewis JC, Fass DN, Owen CI Jr, Brown AL (1978) Resistance to arteriosclerosis in pigs with von Willebrand disease. J Clin Invest 61: 722–730
124. Gader AMA, Clarkson AR, Cash JD (1973) The plasminogen activator and coagulation factor VIII responses to adrenaline, noradrenaline, isoprenaline and salbutamol in man. Thromb Res 2: 9–16
125. Gader AMA, da Costa J, Cash JD (1974) The effect of propanolol, and practolol on the fibrinolytic and factor VIII responses to adrenaline and salbutamol in man. Thromb Res 4: 25–33
126. Gallimore MJ (1984) Das Plasma-Kallikrein-Kinin-System und Antithrombin III. In: Köstering H (Hrsg) Antithrombin III. Schattauer, Stuttgart, S 17–26
127. Gallimore MJ (1985) Chromogenic peptide substrate assays for determining components of the plasma kallikrein system. Scand J Clin Lab Invest [Suppl 178] 45: 127–132
128. Gallimore MJ, Friberger P (1982) Simple chromogenic substrate assays for determining prekallikrein, kallikrein inhibition and kallikrein ‚like' activity in human plasma. Thromb Res 25: 293–298
129. Gallimore MJ, Aasen AO, Smith-Erichsen N, Larsbraaten M, Lyngaas K, Amundsen E (1980) Plasminogen concentrations and functional activities and concentrations of plasmin inhibitors in plasma samples from normal subjects and patients with septic shock. Thromb Res 18: 601–608
130. Gavras H, Oliver N, Aitchison J et al. (1975) Abnormalities of coagulation and the development of malignant phase hypertension. Kidney Int 8: 252–261
131. George CRP, Slichter SJ, Quadracci LJ, Striker GE, Harker LA (1974) A kinetic evaluation of hemostasis in renal disease. N Engl J Med 291: 1111–1115
132. George CRP, Slichter SJ, Quadracci LJ, Kenny GM, Dennis MB, Striker GE, Harker LA (1975) The treatment of rejection. A trial of acetylsalicylic acid, dipyridamole, and heparin. Transplantation 20: 237–240
133. Gilboa N, Erdman J, Urizar RE (1982) Quantitative spectrophotometric assay of renal tissue plasminogen activator. Kidney Int 22: 80–83
134. Girndt J, Scheler F, Bohle A (1978) Blutgerinnungsstörungen, ein pathogenetischer Faktor für Nephrosklerose und Hochdruck. Dtsch Med Wochenschr 5: 199–204
135. Giroux L, Boury F, Smeesters C, Corman J, Daloze PM (1981) Modifications of glomerular fibrinolysis in human renal graft rejection. J Surg Res 31: 253–258
136. Godal HC, Abildgaard U, Kierulf P (1971) Ethanol gelation and fibrin monomers in plasma. Scand J Haematol 13: 189–191
137. Goldstein MH (1979) Hemolytic-uremic syndrome. Nephron 23: 263–272
138. Gralnick HR, Marchesi S, Givelber H (1972) Intravascular coagulation in acute leukemia: clinical and subclinical abnormalities. Blood 40: 709–718

139. Griffin JH, Cochrane CG (1979) Recent advances in the understanding of contact activation reactions. Semin Thromb Hemost 5: 254-273
140. Griffin PJA, Salaman JR (1981) A controlled trial of heparin in renal transplant rejection. Transplantation 32: 306-307
141. Grino JM, Alsina J, Martin J, Roca M, Castelao A, Romero R, Caralps A (1982) Indium-111 labeled autologous platelets as a diagnostic method in kidney allograft rejection. Transplant Proc 14: 198-200
142. Grünfeld JP, Ganeval D, Bournerias F (1980) Acute renal failure in pregnancy. Kidney Int 18: 179-191
143. Gunnarsson B, Asaba H, Dawidson S, Wilhelmsson S, Bergström J (1981) The effects of three different heparin regimes on heparin concentration in plasma and fibrin formation in dialyzers. Clin Nephrol 15: 135-142
144. Gurewich V, Lipinski B (1976) Semiquantitative determination of soluble fibrin monomer complexes by chromatography and serial-dilution protamine sulfate test. Am J Clin Pathol 65: 397-401
145. Haas G (1926) Über Versuche der Blutauswaschung am Lebenden mit Hilfe der Dialyse. Naunyn Schmiedebergs Arch Pharmacol 116: 158-172
146. Haas G (1927) Versuche mit Blutauswaschung am Lebenden mit der Hilfe der Dialyse. Naunyn Schmiedebergs Arch Pharmacol 120: 371-386
147. Haberland GL (1978) The role of kininogenases, kinin formation and kininogenase inhibition in post traumatic shock and related conditions. Klin Wochenschr 56: 325-331
148. Hakim RM, Schafer AI (1985) Hemodialysis-associated platelet activation and thrombocytopenia. Am J Med 78: 575-580
149. Hakim RM, Fearon DT, Lazarus JM (1984) Biocompatibility of dialysis membranes: effects of chronic complement activation. Kidney Int 26: 94-100
150. Hall CL, Nooshabeh P, Thomson RW et al. (1973) Serial estimation of urinary fibrin/fibrinogen degradation products in kidney transplantation. Br Med J 3: 204-207
151. Halloran PF, Aprile M, Haddad G, Robinette M (1982) The significance of elevated procoagulant activity in the monocytes of renal transplant recipients. Transplant Proc 14: 669-672
152. Halloran PF, Aprile MA, Haddad GJ, Robinette MA (1985) Procoagulant activity in renal transplant recipients. Transplantation 39: 374-377
153. Hamsten A, Wiman B, De Faire U, Blombäck M (1985) Increased plasma levels of a rapid inhibitor of tissue plasminogen activator in young survivors of myocardial infarction. N Engl J Med 313: 1557
154. Harter R, Burch JW, Majerus PW, Stanford N, Delmez JA, Anderson CB, Weerts CA (1979) Prevention of thrombosis in patients on hemodialysis by low-dose aspirin. N Engl J Med 301: 577-579
155. Hattler BG, Rocklin RE, Ward PA, Rickles FR (1973) Functional features of lymphocytes recovered from a human allograft. Cell Immunol 9: 289-295
156. Haupt H, Bachmann HJ, Tache E (1974) Urokinaseausscheidung bei Verbrauchskoagulopathie und akutem Nierenversagen. Monatsschr Kinderheilkd 122: 622-623
157. Hawkey CM, Britton BJ, Wood WG, Peele M, Irving MH (1975) Changes in blood catecholamine levels and blood coagulation and fibrinolytic activity in response to graded exercise in man. Br J Haematol 29: 377-384
158. Hayasaka T, Yoshiki T, Shiral T, Ninomura N, Ithoh T (1981) Comparative immunopathologic studies of thrombotic thrombocytopenic purpura, hemolytic-uremic

syndrome and disseminated intravascular coagulation. Acta Pathol Jpn 31: 569-581
159. Hayslett JP (1985) Postpartum renal failure. N Engl J Med 312: 1556-1559
160. Hedner U, Nilsson IM (1971) Urokinase inhibitors in serum in a clinical series. Acta Med Scand 189: 185-189
161. Hedner U, Nilsson IM (1971) Clinical experience with determination fibrinogen degradation products. Acta Med Scand 189: 471-477
162. Hedner U, Nilsson IM (1973) Pattern of the activator inhibitor in carcinoma and renal diseases. Scand J Haematol 11: 398-404
163. Heene DL (1977) Disseminated intravascular coagulation. Evaluation of therapeutic approaches. Semin Thromb Hemost 3: 291-317
164. Heene DL, Matthias FR (1978) Hämostasestörungen im Schock. Verh Dtsch Ges Pathol 62: 103-111
165. Heene DL, Kirschstein W, Dempfle CE (1984) Shock-induced alterations in hemostasis. Klin Wochenschr [Suppl VII] 64: 14-17
166. Heimark RL, Kurachi K, Fugikawa K, Dawie EW (1980) Surface activation of blood coagulation, fibrinolysis and kinin formation. Nature 286: 456-460
167. Heimburger N (1980) Antithrombin III/Biochemische Wirkung. In: Marx R, Thies HA (Hrsg) Kontrolle von Antithrombotika. Roche, Grenzach, S 79-84
168. Hellgren M, Hägnerik K, Robbe H, Björk O, Blombäck M, Eklund J (1983) Severe acquired antithrombin III deficiency in relation to hepatic and renal insufficiency and intrauterine fetal death in late pregnancy. Gynecol Obstet Invest 16: 107-118
169. Hellgren M, Javelin L, Hägnevik K, Blombäck M, Meden-Britth G (1984) Antithrombin III concentrate as adjuvant in DIC treatment - a pilot study in 9 severely ill patients. Thromb Res 35: 459-466
170. Hickman JA (1971) A study of the metabolism of fibrinogen after surgical operations. Clin Sci 41: 141-152
171. Hiepert LM, Jacques CB (1976) Heparin uptake on endothelium. Artery 2: 26-37
172. Highsmith RF, Kline DL (1971) Kidney: primary source of plasminogen after acute depletion in the cat. Science 174: 141-142
173. Highsmith RF, Kline DL (1973) Plasminogen restoration by the kidney mediated by a plasma factor. Am J Physiol 225: 1032-1037
174. Hildebrand U, Quellhorst E (1985) Influence of various membranes on the coagulation system during dialysis. Contrib Nephrol 46: 92-101
175. Hiller E, Saal JG, Ostendorf P, Griffiths JW (1977) The procoagulant activity of human granulocytes, lymphocytes and monocytes stimulated by endotoxin. Klin Wochenschr 55: 751-757
176. Hirsh J (1981) Blood tests for the diagnosis of venous and arterial thrombosis. Blood 57: 1-8
177. Hirsh J (1984) Heparin induced bleeding. Nouv Rev Fr Hematol 266: 261-266
178. Hogg N (1983) Human monocytes have prothrombin cleaving activity. Clin Exp Immunol 53: 725-739
179. Hoie J (1975) Renal vascular resistance changes following thrombin-induced intravascular coagulation: role of platelet and fibrin emboli. Acta Chir Scand 141: 167-172
180. Hoie J, Schenk WG (1972) Experimental intravascular coagulation: impairment of renal blood flow following thrombin infusion in the dog. J Trauma 12: 302-308
181. Holmer E, Lindahl U, Bäckström G, Thunberg L, Sandberg H, Söderström G,

Andersson L-O (1980) Anticoagulant activities and effect on platelets of a heparin fragment with high affinity for antithrombin. Thromb Res 18: 861-869
182. Holmer E, Mattson C, Nilsson S (1982) Anticoagulant and antithrombotic effects of heparin and low molecular weight heparin fragments in rabbits. Thromb Res 25: 475-485
183. Hopper KE, Geczy CL, Davies WA (1981) A mechanism of migration inhibition in delayed-type hypersensitivity reactions. I. Fibrin deposition on the surface of elicited peritoneal macrophages in vivo. J Immunol 126: 1052-1058
184. Hörl WH, Schäfer RM, Heidland A (1985) Effect of different dialysers on proteinases and proteinase inhibition during hemodialysis. Am J Nephrol 8: 320-326
185. Hörl WH, Steinhauer HB, Schollmeyer P (1985) Plasma levels of granulocyte elastase during hemodialysis: effects of different dialyzer membranes. Kidney Int 28: 791-796
186. Hoyer JR, Michael AF, Hoyer LW (1974) Immunofluorescent localization of antihemophilic factor antigen and fibrinogen in human renal diseases. J Clin Invest 53: 1375-1384
187. Hoyer LW (1981) The factor VIII complex: structure and function. Blood 58: 1-13
188. Hulme B, Pitcher PM (1973) Rapid latex-screening test for detection of fibrin/fibrinogen degradation products in urine after renal transplantation. Lancet I: 6-8
189. Huser B, Lämmle B, Tran TH, Oberholzer M, Thiel G, Duckert F (1984) Hämostase-Kriterien bei Nierentransplantatträgern. Schweiz Med Wochenschr 114: 1149-1154
190. Huttunen JK, Pasternack A, Vänttinen T, Ehnholm C, Nikkilä EA (1978) Lipoprotein metabolism in patients with chronic uremia. Acta Med Scand 204: 211-218
191. Ibels LS, Reardon MF, Nestel PJ (1976) Plasma post-heparin lipolytic activity and triglyceride clearance in uremic and hemodialysis patients and renal allograft recipients. J Lab Clin Med 87: 648-658
192. Ingram GIC, Jones RV (1966) The rise in clotting factor VIII induced in man by adrenaline: effect of alpha- and beta-blockers. J Physiol 187: 447-454
193. Ingram GIC, Jones RV, Hershgold EJ, Denson KWE, Perkins JR (1977) Factor VIII-activity and antigen, platelet count and biochemical changes after adrenoceptor stimulation. Br J Haematol 35: 81-99
194. Ireland H, Lane DA, Curtis JR (1984) Objective assessment of heparin requirements for hemodialysis in humans. J Lab Clin Med 103: 643-652
195. Isacson S, Nilsson IM (1969) The kidneys and the fibrinolytic activity in the blood. Thromb Diath Haemorrh 22: 211-215
196. Isacson S, Nilsson IM (1972) Defective fibrinolysis in blood and vein walls in recurrent idiopathic venous thrombosis. Acta Chir Scand 138: 313-319
197. Isles C, Lowe GDO, Rankin BM, Forbes CD, Lucie N, Lever AF, Kennedy AC (1984) Abnormal haemostasis and blood viscosity in malignant hypertension. Thromb Haemost 52: 253-255
198. Ito S, Camussi G, Telta C, Milgrom F, Andres G (1984) Hyperacute renal allograft rejection in the rabbit. Lab Invest 51: 148-161
199. Ito T, Niva T, Matsai E (1972) Fibrinolytic activity in renal disease. Clin Chim Acta 36: 145-151
200. Ivanovich P, Chenoweth DE, Schmidt R, Klinkmann H, Boxer LA, Jacob HS, Hammerschmidt DE (1983) Symptoms and activation of granulocytes and complement with two dialysis membranes. Kidney Int 22: 758-763

201. Jaffe EA (1977) Endothelial cells and the biology of factor VIII. N Engl J Med 296: 377–383
202. Janson PA, Jubelirer SJ, Weinstein MJ, Deykin D (1980) Treatment of the bleeding tendency in uremia with cryoprecipitate. N Engl J Med 303: 1318–1322
203. Januszko T, Furman M, Buluk K (1966) The kidneys and the liver as the organs regulating the fibrinolytic system of the circulating blood. Thromb Diath Haemorrh 15: 554–560
204. Jones FE, Black PJ, Cameron JS et al. (1975) Local infusion of urokinase and heparin into renal arteries in independing renal cortical necrosis. Br Med J 4: 547–549
205. Jörgensen M, Eriksen HO, Tranebjoerg L (1985) Plasma antithrombin III concentration in patients on regular haemodialysis treatment. Nephron 40: 22–24
206. Jubelirer SJ (1985) Hemostatic abnormalities in renal disease. Am J Kidney Dis 5: 219–225
207. Jurewicz WA, Dykes JGA, Gunson BK, Chandler ST, Hawker RJ, Barnes AD (1984) Indium-111-labeled platelets as a diagnostic aid in posttransplant monitoring of renal allografts in humans. Transplant Proc 16: 1481–1483
208. Kadish JL (1979) Fibrin and atherogenesis- a hypothesis. Atherosclerosis 33: 409–413
209. Kane K (1984) Fibrinolysis – a review. Ann Clin Lab Sci 14: 443–449
210. Kanfer A (1982) Coagulation and renal diseases. Proc Eur Dial Transplant Assoc Eur Ren Assoc 19: 703–713
211. Kanfer A, Vandewalle A, Beaufils M, Delarue F, Sraer JD (1975) Enhanced antiplasmin activity in acute renal failure. Br Med J 4: 195–197
212. Kaplan AP (1978) Initiation of the intrinsic coagulation and fibrinolytic pathways of man: the role of surfaces, Hageman factor, prekallikrein, high molecular weight kininogen and factor XI. Prog Hemost Tromb 4: 127–175
213. Kaplan AP, Yecies LD (1980) Initiation of Hageman-factor-dependent fibrinolysis. In: Kline DL, Reddy KNN (eds) Fibrinolysis. CRC Press, Boca Raton, pp 43–69
214. Kaplan JE (1979) Effect of reticuloendothelial blockade on the development of hypertension after trauma, sepsis, and intravascular coagulation. Adv Shock Res 2: 73–81
215. Kaplinsky C, Frand M, Rubinstein ZJ (1980) Disseminated intravascular clotting and renal cortical necrosis complicating a snake bite. Clin Pediatr 19: 229–231
216. Karges HE, Heimburger N (1984) Grundlagen und Biochemie des Antithrombin III. In: Köstering H (Hrsg) Antithrombin III. Schattauer, Stuttgart, S 7–16
217. Kauffman HM, Ekbom GA, Adams MB, Hussey CV (1979) Hypercoagulability: a cause of vascular access failure. Proc Clin Dial Transplant Forum 9: 28–31
218. Keber D, Stegnar M, Keber I, Accetto B (1979) Influence of moderate and strenuous daily physical activity on fibrinolytic activity of blood: possibility of plasminogen activator stores depletion. Thromb Haemost 41: 745–755
219. Kierulf P, Aasen AO, Aune S, Godal HC, Ruud TE, Vaage J (1982) Chromogenic peptide substrate assays in patients with multiple trauma. Acta Chir Scand [Suppl] 509: 69–72
220. Kincaid-Smith P (1969) Modification of the vascular lesions of rejection in cadaveric renal allografts by dipyridamole and anti-coagulants. Lancet II: 920–922
221. Kincaid-Smith P (1970) The pathogenesis of the vascular and glomerular lessions of rejection in renal allografts and their modification by anti-thrombotic and anticoagulant drugs. Aust Ann Med 19: 201–214

222. Kincaid-Smith P (1972) Coagulation and renal disease. Kidney Int 2: 183-190
223. Kincaid-Smith P (1973) The role of coagulation in the obliteration of glomerular capillars. Perspect Nephrol Hypertens 2: 871-890
224. Kincaid-Smith P (1975) Participation of intravascular coagulation in the pathogenesis of glomerular and vascular lesions. Kidney Int 7: 242-253
225. King DJ, Kelton JG (1984) Heparin-associated thrombocytopenia. Ann Intern Med 100: 535-540
226. Kirchstein W, Heene DL (1985) Fibrinolysis inhibition in acute respiratory distress syndrome. Scand J Clin Lab Invest [Suppl 178] 45: 87-94
227. Kitamura T, Oshi M, Umeda T, Ueno A, Nijima T (1984) Postoperative acute renal and hepatic failure in a case of pheochromocytoma, possibly induced by disseminated intravascular coagulation. Jpn J Nephrol 26: 309-317
228. Kleinknecht D, Verger D, Mignon F, Richet G (1970) Insuffisance renale et pancreatite aigue. Signification des depots fibrinoides intraglomerulaires. Ann Med Interne (Paris) 121: 17-28
229. Kleinknecht D, Jungers P, Clianard J et al. (1972) Uremic and non-uremic complications in acute renal failure. Evaluation of early and frequent dialysis on prognosis. Kidney Int 1: 190-196
230. Kleinknecht D, Kanfer A, Josso F (1972) Intravascular coagulation and heparin therapy in acute renal failure: a reappraisal. Rev Eur Etud Clin Biol 17: 695-700
231. Kleinknecht D, Grünfeld JP, Gomez PC, Moreau JF, Garcia-Torres R (1973) Diagnostic procedures and long-term prognosis in bilateral renal cortical necrosis. Kidney Int 4: 390-400
232. Kluft C, Wijngaards G, Jie AFH (1981) The factor XII-independant plasminogen proactivator system of plasma includes urokinase-related activity. Thromb Haemost 46: 343
233. Kluft C, Wijngaards G, Jie AFH (1983) Intrinsic plasma fibrinolysis: involvement of urokinase related activity in the factor XII-independent plasminogen proactivator pathway. In: Davidson JF, Bachmann F, Bouvier CA, Kruithof EKO (eds) Progess in fibrinolysis VI. Churchill Livingstone, Edinburgh London New York, pp 43-45
234. Kluft C, Wijngaards G, Jie AFH (1984) Intrinsic plasma fibrinolysis: involvement of UK-related activity in the factor XII-independent plasminogen proactivator pathway. J Lab Clin Med 103: 405-419
235. Knudsen F, Dyerberg J (1985) Platelets and antithrombin III in uraemia: the acute effect of haemodialysis. Scand J Clin Lab Invest 45: 341-347
236. Koffler D, Paronetto F (1966) Fibrinogen deposition in acute renal failure. Am J Pathol 49: 383-395
237. Kopitsky RG, Switzer MEP, Sanders Williams R, McKee PA (1983) The basis for the increase in factor VIII procoagulant activity during exercise. Thromb Haemost 49: 53-57
238. Köstering H (1974) Blutungskomplikationen bei Patienten mit terminaler Niereninsuffizienz. Aktuel Nephrol 3: 99-110
239. Köstering H (1981) Die Thromboembolien. Schattauer, Stuttgart
240. Köstering H (1984) Antithrombin III. Schattauer, Stuttgart
241. Köstering H, Kreuzer H, Neuhaus KL (1986) Thrombolytische Therapie des akuten Myokardinfarktes. Schattauer, Stuttgart
242. Kramer P (1985) Arteriovenous hemofiltration. Springer, Berlin Heidelberg New York Tokyo

243. Krug H, Raszeja-Wanic B, Wochowiak A (1974) Intravascular coagulation in acute renal failure after myocardial infarction. Ann Intern Med 81: 494-497
244. Kucinsky CS, Fletcher AP, Sherry S (1968) Effect of urokinase antiserum on plasminogen activators: demonstration of immunologic dissimilarity between plasma plasminogen activator and urokinase. J Clin Invest 47: 1238-1253
245. Kuhlbäck B (1957) Bleeding tendency in chronic renal failure. Acta Med Scand 157: 173-177
246. Kwaan HC (1979) Physiologic and pharmacologic implications of fibrinolysis. Artery 5: 285-290
247. Kwaan HC (1984) The role of fibrinolysis in disease processes. Semin Thromb Hemost 10: 71-79
248. Kwaan HC, Anderson MC, Gramatica L (1971) A study of pancreatic enzymes as a factor in the pathogenesis of disseminated intravascular coagulation during acute pancreatitis. Surgery 69: 663-672
249. Lämmle E, Tran TH, Ritz R, Duchert F (1984) Plasma prekallikrein, factor XII, antithrombin III, C 1-inhibitor and alpha2-macroglobulin in critically ill patients with suspected disseminated intravascular coagulation (DIC). Am J Pathol 82: 396-404
250. Larsson LI, Skeriver L, Nielsen LS, Grondall-Hansen J, Kristensen P, Dano K (1984) Distribution of urokinase-type plasminogen activator immunoreactivity in the mouse. J Cell Biol 98: 894-903
251. Larsson SO (1971) On coagulation and fibrinolysis in uraemic patients on maintenance haemodialysis. Acta Med Scand 189: 453-462
252. Larsson SO, Hedner U, Nilsson IM (1971) On coagulation and fibrinolysis in acute renal insufficiency. Acta Med Scand 189: 443-451
253. Lasch HG (1975) Verbrauchskoagulopathie-Ursache und Folge von Blutungen. Med Welt 26: 697-703
254. Lasch HG, Schütterle G (1970) Niere und Hämostase. Klin Wochenschr 48: 1019-1024
255. Lazarus JM (1980) Complications in hemodialysis: an overview. Kidney Int 18: 783-796
256. Lee L, House PH, Cohen MH (1966) The role of the reticuloendothelial system in diffuse low grade intravascular coagulation. In: Brinkhouse K, Wright JS, Koller F, Strauli E, Duckert F (eds) Diffuse intravascular clotting. Schattauer, Stuttgart, pp 87-95
257. Leithner S, Sinzinger H, Schwarz M (1981) Treatment of chronic kidney transplant rejection with prostacyclin - reduction of platelet deposition in the transplant: prolongation of platelet survival and improvement of transplant function. Prostaglandins 22: 783-788
258. Leithner S, Sinzinger H, Pohanka I, Schwarz M, Kretschmer G, Syre G (1983) Occurrence of haemolytic uraemic syndrome under cyclosporine treatment: accident or possible side effect mediated by a lack of prostacyclin-stimulating plasma factor. Transplant Proc 15: 2787-2789
259. Lewis JH, Zucker MB, Ferguson JH (1956) Bleeding tendency in uremia. Blood 11: 1073-1076
260. Lian ECY, Nunez RL, Harkness DR (1976) In vivo and in vitro effects of thrombin and plasmin on human factor VIII (AHF). Am J Hematol 1: 481-491
261. Liehr H (1982) Die Bedeutung der Leber und des RES im Schock. Hämostaseologie 2: 68-72

262. Lijnen HR, Collen D, Verstraete M (1980) Synthetic substrates in clinical blood coagulation assays. Nijhoff, The Hague Boston London
263. Lindner A, Charra D, Sherrard DF, Scribner BH (1974) Accelerated atherosclerosis in prolonged maintenance hemodialysis. N Engl J Med 290: 697-701
264. Lindquist RR, Guttmann RD, Merrill JP, Dammin GJ (1968) Human renal allografts: interpretation of morphologic and immunohistochemical observations. Am J Pathol 5: 851-881
265. Lindsay RM, Moorthey AV, Koens F, Linton AL (1975) Platelet function in dialyzed and non dialyzed patients with chronic renal failure. Clin Nephrol 4: 52-57
266. Lindsay RM, Friesen M, Koens F, Linton AL, Oreopoulos D, De Veber G (1976) Platelet function in patients on long term peritoneal dialysis. Clin Nephrol 6: 335-339
267. Lipinski B, Worowski K (1968) Detection of soluble fibrin monomer complexes by means of protamine-sulfate-test. Thromb Diath Haemorrh 20: 44-49
268. Llach F (1985) Hypercoagulability, renal vein thrombosis, and other thrombotic complications of nephrotic syndrome. Kidney Int 28: 429-439
269. Losman JG, Rose AG, Barnard CN (1977) Myocardial fibrinolytic activity in allogenic cardiac rejection. Transplantation 23: 414-422
270. Losonczy G (1984) Intrarenal blood coagulation induced by ischemia in rats. Heparin and thrombozytopenia does not prevent the intracortical fibrin formation. Thromb Res 34: 87-92
271. Losonczy G, Harsing L (1982) Simultaneous activation of coagulation and fibrinolysis after severe renal ischemia in rats. Nephron 32: 180-184
272. Losowsky MS, Walls WD (1971) Abnormalities of haemostasis in renal failure. J R Coll Physicians Lond 5: 148-156
273. Lowenhaupt R, Nathan P (1968) Platelet accumulation observed by electron microscopy in the early phase of renal allotransplant rejection. Nature 220: 822-825
274. Lüscher EF (1982) The role of blood cells and of the vessel wall in the induction of intravascular coagulation. Klin Wochenschr 60: 710-712
275. Lyberg T (1984) Clinical significance of increased thromboplastin activity on the monocyte surface-a brief review. Haemostasis 14: 430-439
276. MacDonald AS, Busch GJ, Alexander JL, Pheteplace EA, Menzoian J, Murray JE (1970) Heparin and aspirin in the treatment of renal allografts in presensitized dogs. Transplantation 9: 1-7
277. MacDonald AS, Bell WR, Busch GJ, Ghose T, Chan CC, Falvey CF, Merrill JP (1972) A comparison of hyperacute canine renal allograft and sheep-to-dog xenograft rejection. Transplantation 13: 146-154
278. MacDonald MK, Clarkson AR, Davison AM (1973) The role of coagulation in renal disease. Perspect Nephrol Hyptertens 2: 809-828
279. MacFarlane RG, Pilling J (1947) Fibrinolytic activity of normal urine. Nature 159: 779
280. Maher JF, Lapierre L, Schreiner GE, Geiger M, Westervelt FB (1968) Regional heparinization for hemodialysis. N Engl J Med 268: 451-456
281. Mandalaki T, Dessypris A, Louizon C, Bossinakou I, Panayotopoulou C, Antonopoulou A (1977) Marathon run: effects on blood coagulation an fibrinolysis. Thromb Haemost 37: 444-450
282. Mandel SR, Shermer R, Clark R, Staab EV, Webster WP (1979) Thrombosis: a study of coagulation parameters and mechanisms during allograft rejection. Thromb Haemost 41: 553-566

283. Mann LT, Jensenius JC, Simonsen M, Abildgaard U (1969) Antithrombin III: protection against death after injection of thromboplastin. Science 166: 517-518
284. Mannhalter C, Deutsch E, Kopsa H (1985) Clotting activities and antigen concentrations of contact factors in kidney disease. Thromb Res 39: 475-484
285. Mannucci PM, Remuzzi G, Pusineri F, Lombardi R, Valsecchi C, Mecca G, Zimmerman TS (1983) Deamino-8-d-arginine vasopressin shortens the bleeding time in uremia. N Engl J Med 308: 8-12
286. Mansfield AD (1972) Alteration in fibrinolysis associated with surgery and venous thrombosis. Br J Surg 59: 754-757
287. Mant MJ, Garner King E (1979) Severe, acute disseminated intravascular coagulation: a reappraisal of its pathophysiology, clinical significance and therapy based on 47 patients. Am J Med 67: 557-563
288. Marciniak E, Gockerman JP (1977) Heparin induced clearance in circulating antithrombin III. Lancet II: 581-584
289. Markiewicz A (1971) Urokinase activity in acute renal failure. Pol Med J 10: 837-843
290. Mason RG, Chuang HYK, Fazal Mohammad S, Sharp DH (1978) Extracorporeal thrombogenesis and anticoagulation. Nijhoff, The Hague Boston London, pp 199-216
291. Mathew TH, Clyne DH, Nanra RS, Kincaid-Smith P, Saker BM, Morris PJ, Marshall VC (1974) A controlled trial of oral anticoagulants and dipyridamole in cadaveric renal allografts. Lancet I: 1307-1310
292. Matlin RA, Gary NE (1974) Acute cortical necrosis, case report and review of the literature. Am J Med 56: 110-118
293. Matthew TH, Lewers DT, Hogan GP et al. (1971) The induction of vascular renal allograft rejection by leucocyte sensitization. J Lab Clin Med 77: 396-409
294. Matthias FR, Lasch HG (1982) Disseminierte intravaskuläre Gerinnung und Kreislaufschock. Haemostaseologie 2: 60-67
295. McConnel D, Johnson JG, Young L, Holemans R (1966) Localization of plasminogen activator in kidney tissue. Lab Invest 15: 980-986
296. McKay DG (1969) Tissue damage in disseminated intravascular coagulation - mechanisms of localization of thrombi in the microcirculation. Thromb Diath Haemorrh [Suppl] 36: 67-81
297. McKay DG (1973) Blood coagulation and renal disease. Perspect Nephrol Hypertens 2: 771-828
298. McMillan R (1968) Heparin in delayed transplant function. Lancet I: 1178-1180
299. McMurray SD, Luft FC, Maxwell DR et al. (1978) Prevailing patterns and predictor variables in patients with acute tubular necrosis. Arch Intern Med 138: 950-955
300. McNicol GP, Barakat AA, Douglas AS (1965) Plasma fibrinolytic activity in renal disease. Scott Med J 10: 189-194
301. Meade TW, Chakrabarti R, Haines AP, Stirling Y (1979) Characteristics affecting fibrinolytic activity and plasma fibrinogen concentrations. Br Med J I: 153-156
302. Meade TW, Chakrabarti R, Haines AP, North WRS, Stirling Y, Thompson SG (1980) Haemostatic function and cardiovascular death: early results of a prospective study. Lancet II: 1050-1053
303. Melissari E, Scully MF, Paes T, Kakkar VV (1985) The influence of LMW heparin on the coagulation and fibrinolytic response to surgery. Thromb Res 37: 115-126
304. Menon IS, Dewar HA, Newell DJ (1968) Role of the kidney in fibrinolytic activity of the blood. Lancet I: 785-788

305. Mettinger KL (1982) A study of hemostasis in ischemic cerebrovascular disease. V. A multivariate evaluation of risk indicators and predictors. Early results of a longitudinal study. Thromb Res 28: 521-532
306. Mettinger KL, Egberg N (1982) A study of hemostasis in ischemic cerebrovascular disease. III. Abnormalities in vascular plasminogen activators, antiactivators and alpha-2 antiplasmin. Thromb Res 26: 203-210
307. Miles AL, Rothschild Z, Griffin JH (1981) Dextran sulfate stimulated fibrinolytic activity in whole human plasma: dependence on the contact activation system and on a urokinase related antigen. Thromb Haemost 46: 211
308. Moberg AW, Shons AR, Gewurz H, Mozes M, Najarian JS (1971) Prolongation of renal xenografts by the simultaneous sequestration of performed antibody, inhibition of complement, coagulation and antibody synthesis. Transplant Proc 3: 538-541
309. Monserrat AJ, Murso AM, Tartas et al. (1981) Consumption coagulopathy in acute renal failure induced by hypolipotropic diets. Nephron 28: 276-284
310. Mottin D, Rondeau E, Delarue F, Bens M, Doleris LM, Sraer JD (1984) Arachidonic acid metabolites of isolated glomeruli after thrombin induced intravascular coagulation: Role of cyclooxygenase and lipoxygenase metabolites. Eur J Clin Invest [Suppl] 14: 60
311. Müller-Berghaus G, Röka L, Lasch HG (1973) Induction of glomerular microclot formation by fibrin monomer infusion. Thromb Diath Haemorrh 29: 375-383
312. Müller-Berghaus G, Bohn E, Höbel W (1976) Activation of intravascular coagulation by endotoxin: the significance of granulocyte and platelets. Br J Haematol 33: 213-220
313. Muntean W, Goriup U (1975) Disseminierte intravasale Gerinnung und akutes Nierenversagen bei einem Säugling. Wien Klin Wochenschr 7: 792-796
314. Myburgh JA, Cohen I, Gecelter L et al. (1969) Hyperacute rejection in human-kidney allografts-shwartzman or arthus reaction? N Engl J Med 281: 131-135
315. Myhre-Jensen O (1971) Localisation of fibrinolytic activity in the kidney and urinary tract of rats and rabbits. Lab Invest 25: 403-411
316. Myhre-Jensen O, Lund B (1972) Fibrinolytic activity of renal transplants in rabbits relation to graft thrombosis and necrosis. Acta Pathol Microbiol Scand 80: 651-658
317. Myhre-Jensen O, Hansen ES, Buitrago B (1972) Renal microthrombosis. Acta Pathol Microbiol Scand 80: 403-411
318. Nakamura M, Takahashi K, Naora H, Tsunematsu T (1984) A monoclonal antibody against human urokinase: characterization of the epitope and its localization in human kidney. Cell Struct Funct 9: 167-179
319. Neild GH, Ivory K, Williams DG (1983) Glomerular thrombi and infarction in rabbits with serum sickness following cyclosporine therapy. Transplant Proc 15: 2782-2786
320. Neild GH, Rocchi G, Imberti L, Fumagalli F, Brown Z, Remuzzi G, Williams DG (1983) Effect of cyclosporin A on prostacyclin synthesis by vascular tissue. Thromb Res 32: 373-379
321. Neild GH, Reuben R, Hartley RB, Cameron JS (1985) Glomerular thrombi in renal allografts associated with cyclosporin treatment. J Clin Pathol 38: 253-258
322. Nelson PH, Moser KM, Stoner C, Moser KS (1982) Risk of complication during intravenous heparin therapy. West J Med 136: 189-197
323. Nemerson Y (1983) Regulation of the initiation of coagulation by factor VII. Haemostasis 13: 150-155

324. Nenci GG, Berrettini M, Agnelli G, Parise P, Buoncristiani U, Ballatori E (1979) Effect of peritoneal dialysis haemodialysis and kidney transplantation on blood platelet function. Nephron 23: 287-292
325. Niewiarowski S (1981) Platelet release reaction and secretal platelet proteins. In: Bloom AL, Thomas DP (eds) Haemostasis and thrombosis. Churchill Livingstone, Edinburgh London New York, pp 73-83
326. Niewiarowski S, Prokopowicz J, Poplawski A, Worowski K (1964) Inhibition of dog fibrinolytic system in experimental tubular necrosis of kidney. Experientia 20: 101-103
327. Nilsen DWT, Jeremic M, Weisert OK (1980) An attempt at predicting post-operative deep vein thrombosis by preoperative coagulation studies in patients undergoing total hip replacement. Thromb Haemost 43: 194-197
328. Nishimoto K, Yamagami S, Katoh Y, Kishimoto T, Maekawa M, Okada K, Matsuo O (1986) Coagulation and fibrinolysis in chronic renal failure. Change in tissue-type plasminogen activator activity. ASAIO Trans 32: 478-481
329. Nordoy A, Visk-Mo H, Mjös OD, Johnson R (1977) Free fatty acids in plasma and platelets following low and high-dose heparin during alimentary hyperlipaemia. Acta Med Scand 202: 163-171
330. Nossel HL (1976) Radioimmunoassay of fibrinopeptides in relation to intravascular coagulation and thrombosis. N Engl J Med 295: 428-432
331. Notohamiprodjo M, Andrassy K, Bommer J, Ritz E (1986) Dialysis membranes and coagulation systems. Blood Purif 4: 130-141
332. Oehler G, Matthias FR, Lasch HG (1986) Gerinnungsveränderungen im Schock. Behring Inst Mitt 7: 142-153
333. Olson JL (1984) Role of heparin as a protective agent following reduction of renal mass. Kidney Int 25: 376-382
334. Ono I, Ohura T, Azami K, Hoshi M, Hasegawa T (1984) Anticoagulation therapy for renal insufficiency after burns. Burns 11: 104-110
335. Ostendorf P, Jaschonek K, Daiß W (1985) Disseminierte intravasale Gerinnung (DIC) und Verbrauchskoagulopathie. Hämostaseologie 5: 44-53
336. Österud B, Björklid E (1982) The production and availability of tissue thromboplastin in cellular populations of whole blood exposed to various concentrations of endotoxin. Scand J Haematol 29: 175-184
337. Panicucci F, Sagripanti A, Pinori E, Vispi M, Lecchini L, Barsotti G, Giovannetti S (1983) Comprehensive study of haemostasis in chronic uraemia. Nephron 33: 5-8
338. Partecke BD, Fischer C, Buck-Gramcko D (1985) Antithrombin III - ein wichtiger Faktor bei langdauernden mikrovaskulären Operationen. Handchirurgie 17: 81-85
339. Paye Y, Lehot JJ, Rousselet B (1983) High-bleeding risk in acute renal failure: hemodialysis with dipyridamole as the sole antithrombotic agent. Agressologie 24: 601-603
340. Persson E, Nordenström J, Nilsson-Ehle P, Hagenfeldt L (1985) Lipolytic and anticoagulant activities of a low molecular weight fragment of heparin. Eur J Clin Invest 15: 215-220
341. Pinaick RV, Wiegmann TB, Diederich DA (1983) Regional citrate anticoagulation for hemodialysis in the patient at high risk for bleeding. N Engl J Med 308: 258-261
342. Pineo GF, Regoeczi E, Dempster WJ (1970) The nature of experimental secondset kidney transplant rejection. 1. The role of coagulation in hyperacute (second-set) renal allotransplant rejection in dogs. Br J Exp Pathol 51: 547-562

343. Pixley RA, Schapira M, Colman RW (1985) The regulation of human factor XIIa by proteinase inhibitors. J Biol Chem 260: 1723-1729
344. Ponticelli C, Ruggeri ZM, Gordon YB et al. (1979) Urinary excretion of factor-VIII-related antigen and fibrin(ogen) degradation fragments D and E after kidney transplantation. Transplant Proc 11: 448-451
345. Porter KA (1967) Rejection in treated renal allografts. J Clin Pathol [Suppl] 20: 518-534
346. Preston FE, Ward AM (1972) Acute renal failure in myelomatosis from intravascular coagulation. Br Med J I: 604-605
347. Previato G, Loschiavo C, Lupo A et al. (1981) Clinical significance of plasma factor VIII levels in renal disease. Clin Nephrol 16: 200-206
348. Prowse CV, Cash JD (1984) Physiologic and pharmacologic enhancement of fibrinolysis. Semin Thromb Hemost 10: 51-60
349. Prydz H, Lyberg T (1980) Tissue thromboplastin - molecular and cellular biology. Protides Biol Fluids 28: 241-244
350. Pultavituma A, Azcarate J, Mammen EF, Rosenberg B, Rosenberg JC (1972) Coagulation and platelet changes in rejected renal allografts. Arch Surg 105: 255-259
351. Purkerson ML, Joist JH, Greenberg JM, Kay D, Hoffsten PE, Klahr S (1982) Inhibition by anticoagulant drugs of the progressive hypertension and uremia associated with renal infarction in rats. Thromb Res 26: 227-240
352. Rabiner SF (1972) Uremic bleeding. Prog Hemost Thromb 1: 233-250
353. Rabiner SF (1972) Bleeding in uremia. Med Clin North Am 56: 221-233
354. Radegran K, Cronestrand R, Olsson P (1970) The effect of regional thrombin infusion on the renal vascular resistance. Eur Surg Res 2: 460-472
355. Rammer L (1973) Renal function after intravascular coagulation in the rat kidney. Urol Res 1: 166-169
356. Rammer L, Gerdin B (1975) Protection against the impairment of renal function after intravascular coagulation in the rat kidney by increased ingestion of sodium chloride. Nephron 14: 433-441
357. Rammer L, Stahl E (1979) Effect of beta-adrenergic blockade by propanolol upon intravascular coagulation in the rat kidney. Nephron 24: 246-249
358. Rao KV, Smith EJ, Alexander JW, Fidler JP, Pemmaraju SR, Pollack VE (1976) Thromboembolic disease in renal allograft recipients. Arch Surg 111: 1086-1092
359. Rath CE, Mailliard JA, Schreiner GE (1957) Bleeding tendency in uremia. N Engl J Med 257: 808-811
360. Ratnoff OD (1969) Epsilon aminocaproic acid-a dongerous weapon. N Engl J Med 280: 1124-1125
361. Reddy KNN, Kine DL (1980) Plasminogen activators. In: Kline DL, Reddy KNN (eds) Fibrinolysis. CRC Press, Boca Raton, pp 25-41
362. Reeve EB (1980) Steady state relations between factors X, Xa, II, IIa, antithrombin III and alpha-2 macroglobulin in thrombosis. Thromb Res 18: 19-31
363. Regoeczi E, Brain MC (1969) Organ distribution of fibrin in disseminated intravascular coagulation. Br J Haematol 17: 73-81
364. Reiner AP, Bell WR (1984) The fibrinolytic system in man. CRC Crit Rev Oncol Hematol 2: 33-81
365. Remmele W, Harms D (1968) Zur pathologischen Anatomie des Kreislaufschocks beim Menschen. Klin Wochenschr 46: 352-357
366. Remuzzi G, Bertani T, Mecca G, Donati MB, de Gaetano D (1978) Factor VIII-related protein on vascular intima of patients with chronic renal failure and prolonged bleeding times. Br Med J I: 70-72

367. Remuzzi G, Livio M, Marchiaro G, Mecca G, de Gaetano G (1978) Bleeding in renal failure, altered platelet function in chronic uraemia only partially corrected by haemodialysis. Nephron 22: 347–353
368. Remuzzi G, Benigni A, Dodesini P et al. (1982) Platelet function in patients on maintenance hemodialysis depressed or enhanced? Clin Nephrol 17: 60–63
369. Remuzzi G, Benigni A, Dodesini P et al. (1983) Reduced platelet thromboxane formation in uremia. J Clin Invest 71: 762–768
370. Ribes EA, Domenech JC, Nicolas JMM, Gaspar ML (1975) Risk of acute renal failure associated with disseminated intravascular coagulation. Br Med J 3: 745
371. Rick ME, Hoyer LW (1977) Thrombin activation of factor VIII: the effect of inhibitors. Br J Haematol 36: 585–597
372. Riesmann D (1907) Hemorrhages in the course of Bright's disease with especial reference to the occurence of a hemorrhagic diathesis of nephrotic origin. Am J Med Sci 134: 709–714
373. Rondeau E, Angles-Cano E, Delarue F, Sultan Y, Sraer JD (1986) Polyunsaturated fatty acids increase fibrinolytic activity of human isolated glomeruli. Kidney Int 30: 701–705
374. Rosenberg JC, Broersma RJ, Bullemer G, Mammen EF, Lenagham R, Rosenberg BF (1969) Relationship of platelets, blood coagulation, and fibrinolysis to hyperacute rejection of renal xenografts. Transplantation 8: 152–161
375. Rosenberg RD (1975) Actions and interactions of antithrombin and heparin. N Engl J Med 292: 146–151
376. Rothberger H, Barringer M, Meredith J (1984) Increased tissue factor activity of monocytes/macrophages isolated from canine renal allografts. Blood 63: 623–628
377. Rothberger H, Meredith J, Mutton T, Brown J, McGee MP (1985) Increased tissue factor activity generation in vitro by canine blood leukocytes associated with allogeneic kidney transplantation and rejection. Thromb Haemost 51: 1–4
378. Rowlands DT, Hill GS, Zmijewski CM (1976) The pathology of renal homograft rejection. Am J Pathol 85: 774–803
379. Ruggeri ZM, Gordon YB, Ardaillou N et al. (1979) Urinary excretion of factor VIII after renal transplantation. Br Med J I: 300–303
380. Sakariassen KS, Bolhuis PA, Sixma JJ (1979) Human blood platelet adhesion to artery subendothelium is mediated by factor VIII-von Willebrand factor bound to the subendothelium. Nature 279: 636–638
381. Salaman JR (1970) Use of radioactive fibrinogen for detecting rejection of human renal transplants. Br Med J II: 517–521
382. Salaman JR (1972) A technique for detecting rejection episodes in human transplant recipients using radioactive fibrinogen. Br J Surg II: 138–142
383. Salzman EW, Neri LL (1966) Adhesiveness of blood platelets in uremia. Thromb Diath Haemorrh 15: 84–92
384. Sampol J, Robert A, Jahjah F, Gillet A, Olmer M (1982) Factor VIII related antigen, coagulation tests and acute renal failure. Proc Eur Dial Transplant Assoc Eur Ren Assoc 19: 325–328
385. Sanchez-Ibarrola A, Quazzaz S, Naish P (1981) Clearance of fibrin from glomeruli. Renal cortical fibrinolytic response after thromboplastin infusion in the rat. Clin Sci 60: 47–53
386. Scherf H, Nies AS, Schwertschlag U, Hughes M, Gerber JG (1986) Hemodynamic effects of platelet activating factor in the dog kidney in vivo. Hypertension 8: 737–741

387. Schipper HG, Roos JVD, Meulen F, ten Cate JW (1981) Antithrombin III deficiency in surgical intensive care patients. Thromb Res 21: 73-80
388. Schrader J, Rumpf KW (1984) Gerinnungs-Hämatologie. Nieren Hochdruckkr 13: 296-306
389. Schrader J, Scheler F (1985) Coagulation disorders in acute renal failure. In: Sieberth H-G, Mann H (eds) Continous arterio-venous hemofiltration. Karger, Basel, pp 25-36
390. Schrader J, Köstering H, Züchner C, Caumanns J, Scheler F (1983) Methoden zur Bestimmung des Antithrombin III. Ärztl Lab 29: 35-39
391. Schrader J, Gallimore MJ, Eisenhauer T, Brüggemann M, Redlin E, Köstering H, Scheler F (1985) Studies on components of the coagulation, plasma kallikrein and fibrinolytic systems in renal transplant patients. Thromb Haemost 54: 253
392. Schrader J, Valentin R, Tönnes HJ et al. (1985) Low molecular weight heparin in hemodialysis and hemofiltration patients. Kidney Int 28: 823-829
393. Schrader J, Kandt M, Züchner C, Köstering H, Scheler F (1986) Comparison of unfractionated heparin and low molecular weight heparin during long term use in chronic haemodialysis and haemofiltration patients. Haemostasis [Suppl 2] 16: 48-58
394. Schrader J, Köstering H, Scheler F (1986) Bedeutung von Antithrombin III bei Nierenerkrankungen. Behring Inst Mitt 79: 216-230
395. Schrader J, Neuhaus KL, Tebbe U, Köstering H, Scheler F (1986) Fibrinolytic activity in renal venous blood in man. Klin Wochenschr 64: 587-589
396. Schrader J, Köstering H, Scheler F (1987) Hämostasestörungen bei Nierenerkrankungen. In: Mammen EF (Hrsg) Intensivmedizin aktuell. Medizinische Verlagsgesellschaft, Marburg, S 99-111
397. Schrader J, Stibbe W, Armstrong VW, Kandt M, Muche R, Köstering H, Seidel D, Scheler F (in press) Comparison of low molecular weight heparin to standard heparin in a randomized long-term study on haemodialysis/haemofiltration patients. Kidney Int
398. Schultze G, Heitz J, Krais T, Neumayer HH, Wagner K, Molzahn M (1984) The impact of eicosanoids on compliance, cardiovascular performance, and coagulation during hemodialysis. Biomed Biochim Acta 43: 426-429
399. Schuster HP, Long MW, Blair J, Sedensky JA, Mammen EF (1980) The influence of disseminated intravascular coagulation on renal function after experimental hemorrhagic shock. Resuscitation 8: 3-28
400. Schwartz BS, Levy GA, Curtiss LK, Fair DS, Edington TS (1981) Plasma lipoprotein induction and suppression of the generation of cellular procoagulant activity in vitro. Two procoagulant activities are produced by peripheral blood mononuclear cells. J Clin Invest 67: 1650-1658
401. Scott WL, Francis CW, Knutson DW, Marder VJ (1986) Specific indentification of urinary fibrinogen, fibrinogen degradation products, and cross-linked fibrin degradation products in renal diseases and after renal allotransplantation. J Lab Clin Med 107: 534-543
402. Scully MF, Kakkar VV (1979) Chromogenic peptide substrates. Churchill Livingstone, Edinburgh London New York
403. Seitz R, Michalik R, Egbring R, Karges HE, Lange H (1984) Impaired fibrinolysis after kidney transplantation. Proc Eur Dial Transplant Assoc Eur Ren Assoc 21: 941-944
404. Seitz R, Michalik R, Karges HE, Lange H, Egbring R (1986) Impaired fibrinolysis

and protein c increase after cadaver kidney transplantation. Thromb Res 42: 277-288
405. Shah BC, Ambrus JL, Mink IB, Albert DJ, Sampson D, Murphy GP (1972) Fibrin degradation products in renal parenchymal disease states and renal transplant patients. Transplantation 14: 705-710
406. Shakespeare M, Wolf P (1979) The demonstration of urokinase antigen in whole blood. Thromb Res 14: 825-835
407. Sharma HM, Moore S, Merrick HW, Smith MR (1972) Platelets in early hyperacute allograft rejection in kidneys and their modification by sulfinpyrazone (Anturan) therapy. Am J Pathol 66: 445-453
408. Sharma MSC, Saim MJS (1981) Platelet adhesiveness, plasma fibrinogen and fibrinolytic activity in hypertension. Thromb Haemost 45: 100-108
409. Shelley WB, Juhlin L (1977) Induction of fibrin thrombi by monocytes. Nature 270: 343-344
410. Shetty HG, Almeida A, Sheth SM, Chawla KP, Acharya VN (1982) Coagulation studies in uraemia. J Postgrad Med 28: 149-159
411. Shulman H, Striker G, Deeg HJ, Kennedy M, Strob R, Thomas ED (1981) Nephrotoxicity of cyclosporin A after allogeneic marrow transplantation. N Engl J Med 305: 1392-1395
412. Sieberth HG, Kindler J, Vlaho M, Glöckner WM, Freiberg J, Pelzer R (1982) Langzeitergebnisse der chronisch-intermittierenden Dialysebehandlung. Med Welt 33: 1363-1366
413. Siefring GE, Castellino FJ (1975) De novo biosynthesis of plasminogen in the anephric rat. J Appl Physiol 38: 114-116
414. Siegal T, Seligsohn U, Aghai E, Modan M (1978) Clinical and laboratory aspects of disseminated intravascular coagulation (DIC): a study of 118 cases. Thromb Haemost 39: 122-134
415. Silberbauer KF, Wolf A, Stummvoll HK, Sinzinger H, Ring F, Pinggera WF (1979) Zirkulierende Thrombozytenaggregate während Hämodialyse. Klin Wochenschr 57: 1137-1138
416. Simon P, Ang KS, Cam G (1987) Enhanced platelet aggregation and membrane biocompatibility: possible influence on thrombosis and embolism in hemodialysis patients. Nephron 45: 172-173
417. Simpson KM, Bunch DL, Amemiya H et al. (1970) Humoral antibodies and coagulation mechanisms in the accelerated or hyperacute rejection of renal homografts in sensitized canine recipients. Surgery 68: 77-85
418. Sixma JJ, Sakariassen KS, Stel HV, Houdijk WPM (1984) Functional domains of von Willebrand factor. J Clin Invest 74: 736-744
419. Slapak M, Greenbaum M, Bardawil W, Saravis C, Joison J, McDermott WV (1971) Effect of heparin, arvin, liver perfusion, and heterologous antiplatelet serum on rejection of pig kidney by dog. Transplant Proc 3: 558-561
420. Smith N, Candler S, Hawker RJ, Hawker LM, Barnes AD (1979) Indium labelled autologous platelets as diagnostic aid after renal transplantation. Lancet II: 1241-1242
421. Smith-Erichsen N, Aasen AO (1984) Evaluation of severity and prognosis in early stages of septicemia by means of chromogenic peptide substrate assays. Eur Surg Res [Suppl 2] 16: 140-146
422. Smith-Erichsen N, Aasen AO, Gallimore MJ, Amundsen E (1982) Studies of components of the coagulation systems in normal individuals and septic shock patients. Circ Shock 9: 491-497

423. Smokovitis A, Maier M, Binder BR (1984) Comparison between vascular plasminogen activator activity and changes in blood flow in the renal cortex in pigs. Thromb Haemost 51: 150-153
424. Smokovitis A, Wagner M, Starlinger M, Opitz A, Binder BR (1985) Changes in plasminogen activator activity and plasmin inhibitor in the pig during experimental hypovolaemia. Thromb Haemost 52: 130-133
425. Sobel GW, Mohler SR, Jones NW, Dowdy ABC, Guest MM (1952) Urokinase: an activator of plasma profibrinolysis extracted from urine. Am J Physiol 171: 768-769
426. Solez K, Morel-Maroger L, Sraer JD (1979) The morphology of „acute tubular necrosis" in man: analysis of 57 renal biopsies and a comparison with the glycerol model. Medicine 58: 362-376
427. Soper WD, Pollak R, Manaligod JR, Hau T, Mozes MF, Jonasson O (1982) Use of anticoagulation in cadaver renal transplants. J Surg Res 32: 370-376
428. Spagnuolo PJ, Bass SH, Smith MC, Danviriyasup K, Dunn MJ (1982) Neutrophil adhesiveness during prostacyclin and heparin hemodialysis. Blood 60: 924-929
429. Spero JA, Lewis JH, Hasiba U (1980) Disseminated intravascular coagulation. Findings in 346 patients. Thromb Haemost 43: 28-33
430. Sraer JD, Delarue F, Dard S, De Seigneux R, Morel-Maroger L, Kanfer A (1975) Glomerular fibrinolytic activity after thrombin perfusion in the rat. Lab Invest 32: 515-517
431. Sraer JD, Blanc E, Delarue F, Kanfer A, Ardaillou R, Richet G (1979) Effect of calcium and hydrogen ion on the fibrinolytic activity of isolated renal glomeruli from rat. Kidney Int 15: 238-245
432. Stahl E, Gerdin B, Rammer L (1981) Protective effect of angiotensin II inhibition on acute renal failure after intravascular coagulation in the rat. Nephron 29: 250-257
433. Stahl E, Karlberg BE, Rammer L (1982) Fibrin deposition in the kidney and renal blood flow during intravascular coagulation in the rat: influence of the renin-angiotensin system. Clin Sci 62: 35-41
434. Stahl E, Boberg U, Larsson L, Rammer L, Persson AEG (1983) Effect of renal tubular obstruction on stop-flow pressure and glomerular deposition of fibrin during intravascular coagulation in the rat. Kidney Int 24: 323-329
435. Starzl TE, Lerner RA, Dixon FJ, Groth CG, Brettschneider L, Terasaki PI (1968) Shwartzman reaction after human renal homotransplantation. N Engl J Med 278: 642-648
436. Starzl TE, Boehmig HJ, Amemiya H et al. (1970) Clotting changes, including disseminated intravascular coagulation, during rapid renal-homograft rejection. N Engl J Med 283: 383-390
437. Stewart JH, Castaldi PA (1967) Uraemic bleeding: a reversible platelet defect corrected by dialysis. Q J Med 36: 409-423
438. Stewart JH, Farrell PC, Dixon M (1975) Reduction of platelet/fibrin deposition in haemodialysis by aspirin administration. Aust NZ J Med 5: 117-122
439. Sueishi K, Nanno S, Okamura T, Inoue S, Tanaka K (1982) Purification and characterization of human kidney plasminogen activators dissimilar to urokinase. Biochim Biophys Acta 717: 327-336
440. Sundsmo JS, Fair DS (1983) Relationships among the complement, kinin, coagulation and fibrinolytic systems in the inflammatory reaction. Clin Physiol Biochem 1: 225-284

441. Swartz RD (1981) Hemorrhage during high-risk hemodialysis using controlled heparinization. Nephron 28: 65-69
442. Swartz RD, Port FK (1979) Preventing hemorrhage in high-risk hemodialysis: regional versus low-dose heparin. Kidney Int 16: 513-518
443. Szczeklik A, Kopec M, Sladek K, Musial J, Chmielewska J (1983) Prostacyclin and the fibrinolytic system in ischemic vascular disease. Thromb Res 29: 655-660
444. Taenaka N, Shimada Y, Hirata T, Nishijima M, Yoshiya I (1982) New approach to regional anticoagulation in hemodialysis using gabexate mesilate (Foy). Crit Care Med 10: 773-775
445. Takemoto Y, Tanabe J, Tanaka S, Fukuda A, Fujii C, Kohama A, Shibata S (1985) The effect of prophylactic heparinization on DIC arising from transitory circulatory arrest in dogs. Circ Shock 15: 131-139
446. Teien AN, Li M, Abildgaard U (1976) Assay of heparin in plasma using a chromogenic substrate for activated factor X. Thromb Res 8: 413-416
447. Terada Y, Ueno A (1983) Hyperacute renal allograft rejection in the rabbit. Transplantation 35: 205-208
448. Terao T, Kobayashi T (1983) The role of placental urokinase inhibitor in toxemia of pregnancy. Biol Res Pregnancy 4: 145-151
449. Thaler E, Lechner K (1981) Antithrombin III deficiency and thromboembolism. Clin Haematol 10: 369-390
450. Theiss W, Graeff H, Bleyl U, Immich H, Kuhn W (1970) Reversible Stadien intravaskulärer Gerinnung und ihre Auswirkungen auf Nierenfunktion und Urokinaseausscheidung. Thromb Diath Haemorrh 23: 369-385
451. Thiagarajan P, Niemetz J (1980) Procoagulant tissue factor activity of circulating peripheral blood leukocytes. Results of in vivo studies. Thromb Res 17: 891-896
452. Thomson AW, Webster LM, Aldridge RD, Morrice LM (1985) Cyclosporin and leucocyte procoagulant activity. Lancet I: 1396
453. Timor-Tritsch I, Better OS, Tatarsky I, Chaimowitz C, Peretz A, Abramovici H (1970) Successful treatment of post-partum renal failure with heparin. Br Med J 4: 221-222
454. Todd AS, Hargreaves LN (1975) Identification of plasminogen activator in tissues. Prog Chem Fibrin Thromb 1: 217-224
455. Tracy PB, Rohrbach MS, Mann KG (1983) Functional prothrombinase complex assembly on isolated monocytes and lymphocytes. J Biol Chem 258: 7264-7267
456. Triantaphyllopoulos DC (1984) Effects of human antithrombin III on mortality and blood coagulation induced in rabbits by endotoxin. Thromb Haemost 51: 232-235
457. Triantaphyllopoulos DC, Cho MS (1986) Effect of injection of C1 inactivator on the platelet count and blood coagulation in rabbits infused with endotoxin. Thromb Haemost 55: 293
458. Tsao BP, Fair DS, Curtiss LK, Edington TS (1984) Monocytes can be induced by lipopolysaccharide-triggered T lymphocytes to express functional factor VII/VIIa protease activity. J Exp Med 159: 1042-1049
459. Tuddenham EGD, Lazarchick J, Hoyer LW (1981) Synthesis and release of factor VIII by cultured human endothelial cells. Br J Haematol 47: 617-626
460. Turney JH, Woods HF, Fewell MR, Weston MJ (1981) Factor VIII complex in uraemia and effects of haemodialysis. Br Med J II: 1653-1656
461. Turney JH, Fewell M, Williams LC, Dodd N, Weston MJ (1982) Paradoxical behaviour of antithrombin III during hemodialysis and its prevention with prostacyclin. Clin Nephrol 17: 31-35

462. Vaage J (1982) Prediction of prognosis in intensive care patients. Acta Chir Scand [Suppl] 509: 73-75
463. Vanrenterghem Y, Lerut T, Roels L et al. (1985) Thromboembolic complications and haemostatic changes in cyclosporin-treated cadaveric kidney allograft recipients. Lancet I: 999-1002
464. Vassalli P, McCluskey RT (1965) The coagulation process and glomerular disease. Am J Med 39: 179-183
465. Vaziri ND, Toohey J, Paule P, Alikhani S, Hung E (1984) Coagulation abnormalities in patients with end-stage renal disease treated with hemodialysis. Int J Artif Organs 7: 323-326
466. Viener A, Aviram M, Better OS, Brook JG (1986) Enhanced in vitro platelet aggregation in hemodialysis patients. Nephron 43: 139-143
467. Vinazzer H (1986) Substitution of antithrombin III in shock and DIC. In: Böttiger LE (eds) Antithrombin deficiency. KabiVitrum, Stockholm pp 79-83
468. Vinazzer H, Blauhut B, Bergmann H (1984) Die Antithrombin III-Substitution bei Patienten im Schock. Folia Haematol 111: 806-816
469. Vygovskaya YI, Vorobel AV, Buzherak NF (1983) Kallikrein-kinin system of blood plasma in heterotransfusion backed by the use of heparin. Folia Haematol 110: 716-724
470. Wachtfogel YT, Kucich U, James HL et al. (1983) Human plasma kallikrein releases neutrophil elastase during blood coagulation. J Clin Invest 72: 1672-1677
471. Wardle EN (1973) Intravascular coagulation in experimental acute renal failure. Thromb Diath Haemorrh 29: 579-591
472. Wardle EN (1974) Fibrin in renal disease: functional considerations. Clin Nephrol 2: 85-92
473. Wardle EN (1976) The functional role of intravscular coagulation in renal disease. Scott Med J 21: 83-91
474. Wardle EN, Uldall PR (1972) Effect of heparin on renal function in patients with oliguria. Br Med J 4: 135-138
475. Wardle EN, Uldall PR, Swinney JS (1974) Radio-fibrinogen catabolism studies in human renal allograft recipients. Transplantation 18: 508-514
476. Warrell RP, Hultin ME, Coller BS (1979) Increased factor VIII/von Willebrand factor antigen and von Willebrand factor activity in renal failure. Am J Med 66: 226-228
477. Watson AJS, Keogh JAB (1982) Effect of 1-deamino-8-d-arginine vasopressin on the prolonged bleeding time in chronic renal failure. Nephron 32: 49-52
478. Wegmüller E, Grüninger U, Furlan M, Beck EA, Hodler J, Reubi FC (1981) Factor VIII activity in chronic renal disease. Nephron 28: 157-162
479. Weinstein MJ, Chute LE, Schmitt GW et al. (1985) Abnormal factor VIII coagulant antigen in patients with renal dysfunction and in those with disseminated intravascular coagulation. J Clin Invest 76: 1406-1411
480. Wessel-Aas T, Blomhoff JP, Wirum E, Nilsen T (1984) Hemodialysis and cell toxicity in vitro related to plasma triglycerides, post-heparin lipolytic activity and free fatty acids. Acta Med Scand 216: 75-83
481. Whitaker AN (1974) Acute renal failure in disseminated intravascular coagulation. Prog Biochem Pharmacol 9: 45-64
482. Whitaker AN, McKay DG, Csavossy J (1969) Studies of catecholamine shock. Am J Pathol 56: 153-179
483. Whitaker AN, Bunce IH, Nicoll P, Dowling SV (1973) Interaction of angiotensin with disseminated intravascular coagulation. Am J Pathol 72: 1-10

484. Whitaker AN, Bunce IH, Nicoll P, Emmerson BT (1973) Disseminated intravascular coagulation and intravascular hemolysis in glomerular disease. Perspect Nephrol Hypertens 2: 845-870
485. Whitfield LR, Levy G (1983) Pharmacokinetics of heparin V: in vivo and in vitro factors affecting the relationship between concentration and anticoagulant effect of heparin in rat plasma. J Pharm Sci 72: 1141-1146
486. Wieding JU, Merten HA, Köstering H (1984) Modifizierte Fibrinmonomerkomplex-Bestimmung zur raschen und zuverlässigen Diagnostik von Umsatzsteigerungen im Gerinnungssystem. In: Beck EA (Hrsg) Thrombose- und Hämostaseforschung 1984. Schattauer, Stuttgart, S 397-398
487. Wijngaards G, Kluft C, Groeneveld E (1982) Demonstration of urokinase-related fibrinolytic activity in human plasma. Br J Haematol 51: 165-169
488. Wijngaards G, Rijken DC, Wezel AL van, Groeneveld E, Velden CAM van der (1986) Characterization and fibrin-binding properties of different molecular forms of pro-urokinase from a monkey kidney cell culture. Thromb Res 42: 749-760
489. Wilhelmsson S, Asaba H, Gunnarsson B, Kudryk B, Robinson D, Bergström J (1981) Measurement of fibrinopeptide A in the evaluation of heparin activity and fibrin formation during hemodialysis. Clin Nephrol 15: 252-258
490. Winchester JF, Gelfand MC, Foegh ML, Hellrich GB, Schreiner GE (1983) Early indicators of renal allograft rejection. Kidney Int [Suppl 14] 23: 34-40
491. Winkelmann G, Meyer G, Roskamm H (1986) Der Einfluß körperlicher Belastung auf Blutgerinnung und Fibrinolyse bei untrainierten Personen und Hochleistungssportlern. Klin Wochenschr 13: 712-716
492. Winter M, Needham J, Mackie J, Cameron JS (1984) Impaired vessel wall response to venous occlusion in patients with chronic renal failure on maintenance hemodialysis. Clin Nephrol 22: 307-313
493. Woo KT (1985) Platelet injury and antithrombin III in clinical nephrology. Ann Acad Med 14: 394-403
494. Woo KT, Lee EJC, Lau YK, Lim CH (1985) Antithrombin III in renal transplant recipients. Thromb Res 38: 201-206
495. Woo KT, Wei SS, Lee EJC, Lau YK, Lim CH (1985) Effects of hemodialysis and peritoneal dialysis on antithrombin III and platelets. Nephron 40: 25-28
496. Woods HF, Weston MJ, Bunting S (1978) Haemodialysis without heparin. Proc Eur Dial Transplant Assoc Eur Ren Assoc 15: 122-129
497. Wun TC, Schleuning WD, Reid E (1982) Isolation and characterization of urokinase from human plasma. J Biol Chem 257: 3276-3283
498. Ygge J (1970) Changes in blood coagulation and fibrinolysis during the postoperative period. Am J Surg 119: 225-232
499. Zaugg H (1980) Thromboplastic activity of human arterial walls and its interaction with the plasmatic coagulation system. J Clin Chem Clin Biochem 18: 545-549
500. Zazgornik J, Balcke P, Schmidt P, Kopsa H, Hysek H, Lenz K (1981) Alpha-1-Antitrypsin und Fibrinogenspiegel bei chronischer Niereninsuffizienz und nach Nierentransplantation. Klin Wochenschr 59: 1261-1265
501. Zimmerman SW (1986) Chronic peritoneal dialysis is associated with progressive thrombocytosis. Peritoneal Dial Bull 6: 71-73
502. Zühlke V, Quellhorst E, Hierholzer E, Mietzsch G (1972) Disseminierte intravasculäre Gerinnung nach allogener Nierentransplantation. Diagnostische Bedeutung und therapeutische Konsequenzen. Klin Wochenschr 50: 370-378

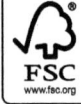

MIX
Papier aus verantwortungsvollen Quellen
Paper from responsible sources
FSC® C105338

If you have any concerns about our products,
you can contact us on
ProductSafety@springernature.com

In case Publisher is established outside the EU,
the EU authorized representative is:
**Springer Nature Customer Service Center GmbH
Europaplatz 3, 69115 Heidelberg, Germany**

Printed by Libri Plureos GmbH
in Hamburg, Germany